Eduardo Rodriguez Yunta

El enfermo de cáncer

Eduardo Rodriguez Yunta

El enfermo de cáncer

Espiritualidad del sufrimiento

CREDO EDICIONES

Imprint
Any brand names and product names mentioned in this book are subject to trademark, brand or patent protection and are trademarks or registered trademarks of their respective holders. The use of brand names, product names, common names, trade names, product descriptions etc. even without a particular marking in this work is in no way to be construed to mean that such names may be regarded as unrestricted in respect of trademark and brand protection legislation and could thus be used by anyone.

Cover image: www.ingimage.com

Publisher:
CREDO EDICIONES
is a trademark of
International Book Market Service Ltd., member of OmniScriptum Publishing Group
17 Meldrum Street, Beau Bassin 71504, Mauritius

Printed at: see last page
ISBN: 978-620-2-47858-8

EL ENFERMO DE CÁNCER. ESPIRITUALIDAD DEL SUFRIMIENTO

Padre Eduardo Rodríguez Yunta

INTRODUCCIÓN

En mi labor como sacerdote he tenido el privilegio de entrar en contacto con el sufrimiento humano de los enfermos de cáncer y sus familias. No puedo menos que admirarlos y de adoptar una actitud reverente por su entereza y sabiduría. He aprendido mucho de ellos en mi labor de asistencia espiritual como sacerdote. Creo que la experiencia que ellos me comunican puede ser muy valiosa para otros enfermos y sus familias. De ahí que me haya decidido a escribir este trabajo en su tercera edición. También puede servir para aquellas personas que tratan a los enfermos y para los que les acompañan, de forma que puedan sensibilizarse a su experiencia de sufrimiento y descubran lo que se espera de ellos a nivel espiritual en su labor asistencial. Cada apartado comienza con testimonios por lo general anónimos de los enfermos o de sus familiares, ellos son los protagonistas y los que mejor nos pueden hablar de lo que necesitan. Sigue un comentario, de manera que el relato aparece en forma dialogada. En las experiencias relatadas se muestra tanto los aspectos de la angustia como los de la esperanza, teniendo en cuenta que en general, el paciente pasa por altos y bajos en su estado de ánimo.

La enfermedad del cáncer tiene una enorme carga social, ya que se asocia al sufrimiento y a la muerte; sin embargo, conviene aclarar que en muchos casos las personas pueden llevar una vida normal por mucho tiempo. La enfermedad del cáncer goza de una enorme variabilidad y su sanación depende en muchos casos de su mayor o menor agresividad y del estado de avance en el momento del tratamiento. Muchos enfermos se sanan y pueden vivir normalmente por mucho tiempo; además, el tratamiento es cada vez menos traumático por los avances terapéuticos que siguen dándose. En todo caso, el sufrimiento siempre está presente en el enfermo de cáncer y es por ello que conviene entender el proceso.

El sufrimiento es una de las realidades más conflictivas de la experiencia humana ya que desafía nuestro sentido de búsqueda de paz y felicidad. Su impacto es tan grande que solo cobra significado en lo más profundo del ser humano, el espíritu, el cual se hace patente a la consciencia de la persona, al encontrarse en situación extrema. Esta realidad de lo espiritual se pone al descubierto en enfermedades graves como el cáncer. Al hablar del sufrimiento hay que distinguirlo del dolor, el sufrimiento contiene una dimensión espiritual que añade a la experiencia de dolor físico. El sufrimiento es causado por un estado grave de desamparo inducido por la pérdida de integridad personal o por un peligro que la persona cree que resultará en la pérdida de su integridad. Se sufre como persona, con las características físicas, psicológicas y espirituales que uno posee. En el sufrimiento se haya incorporado una idea del futuro al que uno tiene que enfrentarse pero no se encuentra preparado, por lo que se percibe como un obstáculo. Enfermedades como el cáncer son para las personas ocasión de profundizar en su propia existencia, en el propósito o sentido de su vida, que aparece repentinamente cambiada. Por la enfermedad, importantes dimensiones de la vida quedan comprometidas, como el sentido de integridad personal, la libertad o el propio valor existencial, que son cualidades que participan de la dimensión espiritual del ser humano. El sentido de integridad queda alterado por la enfermedad, de tal forma que el enfermo de cáncer reacciona manifestando temores diversos, como el miedo a la separación, a la recurrencia del cáncer, al dolor, a la inutilidad, al rechazo o abandono, a la muerte. El enfermo se pregunta por la pérdida de su libertad en el cuerpo, por el posible truncamiento de muchas de las aspiraciones por las que luchaba y por el valor de su vida en el presente y en el futuro próximo. Al resistirse contra la noticia de la enfermedad y debido al miedo al dolor, se genera también sufrimiento, añadiéndose además el que es muy difícil de comunicar y de compartir lo que se sufre. El dolor y el sufrimiento no se pueden medir ni pueden ser experimentados por otra persona que no sea el enfermo, por ello es incomunicable. La pérdida de sentido es parte esencial en el sufrimiento. Por otra parte una enfermedad como el cáncer obliga al paciente a pasar largas temporadas de inactividad, lo que da ocasión para reflexionar y tiempo para tratar de organizar la propia vida y buscar la forma de resolver conflictos personales. El paciente puede sentirse impulsado a completar proyectos inacabados, a transmitir valores, consejos o experiencias a los más allegados, a poner orden a su vida, a cumplir deseos latentes, a descubrir errores cometidos en el pasado y tratar de reconciliarse con Dios, con uno mismo y con los demás, a encontrar un sentido transcendente a su vida cuando posiblemente nunca antes se lo había planteado con tanta fuerza, a encontrar la verdad sobre sí mismo para sentirse en paz, a vivir una esperanza y a dar sentido a su vida, la que se presenta con muchos interrogantes. El enfermo pasa por una experiencia espiritual, a menudo con grandes dificultades. Entender el proceso puede hacer más llevadero al enfermo el enfrentarse con la enfermedad para madurar y purificar su interior, para superar las actitudes no constructivas y para aceptar serenamente lo que ya es inevitable. Latente en muchos casos está un proceso paulatino de relación con Dios, a veces de acercamiento vacilante, otras para unirse más, otras de cuestionamiento para encontrar una respuesta a su nueva vida, de forma que el paciente se va desligando de lo material y empieza a encontrar satisfacción en Dios de formas nuevas que nunca antes había experimentado. También se da un cambio en las relaciones con los demás, sobre todo con las personas que se tiene más cerca. Hay algo de sobrenatural en el sufrimiento de cada ser humano.

Quiero en esta edición recordar el amor derramado por tantos seres humanos que entregan su vida a través de la enfermedad y aquellos que lo hacen en la labor de acompañamiento del hermano enfermo que sufre, rostro de Cristo en la tierra. Quiero reconocer especialmente a Myriam Villagrán, María Cristina Escobar y Marisol Panatt, tres enfermos que con sus testimonios iluminan y expresan vivamente su vivencia de Dios a través de la enfermedad constituyéndose en verdaderos apóstoles al dar testimonio de su amor a Cristo.

Caminaremos haciéndonos eco de la experiencia de sufrimiento de los enfermos y familia y de los recursos en que ellos se apoyan para crecer espiritualmente, así como de la forma en que ellos dan sentido a su experiencia.

I. EXPERIENCIA DE SUFRIMIENTO DEL ENFERMO DE CÁNCER

Impacto de la Enfermedad

- *"Al principio, cuando oyes la palabra cáncer, lo primero que piensas es en la muerte y esto te angustia, pero luego te das cuenta de que hay posibilidades, de que muchos se recuperan y continúan viviendo con las nuevas terapias".*

Pesa en la mentalidad popular la creencia de que tener cáncer equivale a muerte y que su terapia es extremadamente debilitante y traumática. Además, muchos piensan que el tratamiento oncológico es algo experimental y más agresivo que la propia enfermedad por su extremada toxicidad. Sin embargo, la realidad es que numerosos enfermos superan la enfermedad y pueden vivir muchos años después de haberla tenido. También, las técnicas de la medicina han evolucionado en gran medida en los último años haciendo más llevadera y menos traumática la terapia, aparte de que existe una gran acumulación de datos como para tratar cada cáncer con protocolos específicos lo menos tóxico posibles. Hay diferentes grados de malignidad dentro del cáncer y por tanto, los tratamientos son más o menos agresivos de acuerdo a la malignidad. Por ello, es muy importante el afrontar la enfermedad con confianza, sin prejuicios y sin miedos. Los estudios muestran que hay un vínculo entre factores psicológicos y la enfermedad. La reducción de la ansiedad y la depresión ayuda a superar en buena parte la carga de la enfermedad.

- *"Yo creía que mi madre iba a tomar la noticia de su cáncer de forma muy negativa, que se iba a derrumbar. Sin embargo, después de haber orado por mucho tiempo, cuando se lo dije, lo tomó con mucha calma".*

A menudo los familiares proyectan sus propios miedos sobre el paciente y no se atreven a decirle la verdad. En la mayoría de los casos se trata de temores infundados, uno enfrenta mucho mejor la enfermedad si sabe a qué atenerse y que esperar y no encontrarse con la inseguridad de no saber lo que está ocurriendo. La falta de información genera ansiedad. Afortunadamente los médicos son cada vez más sensibles a comunicar la verdad, solo hay algunos casos en que el médico puede recomendar esperar para no atribular al paciente si éste es depresivo o se encuentra en un período difícil de su vida, mirando por su bien para que no se derrumbe.

-*" Al principio le tenía miedo, pero tengo que decir que no he tenido ningún problema con la radioterapia, no me ha afectado prácticamente, y las enfermeras te tratan tan bien, son tan amables, que resulta muy llevadero".*

Ayuda el trato, la acogida de los profesionales de la salud, el cómo se dicen las cosas y se transmite la noticia, el cómo se lleva a cabo la terapia. Un paciente bien tratado se siente respetado como persona y eso contribuye en gran medida a sobrellevar las dificultades de la terapia.

Experiencia de Sufrimiento

El sufrimiento es difícil de expresar con palabras. Transcribo aquí la experiencia de dolor de una paciente en forma de poema, en que también se reconoce que el dolor es acogido por la gracia y la esperanza:

Cuando vino el dolor
Cuando vino el dolor en la siniestra lanza del viento en que su noche era,
sentí pasar su sombra por mi diestra, y en mi puerta una fiera
una fiera sensible que tenía cien garras de león y de pantera,
que de furor cegada a mi venía porque mi alma le viera.

¡Oh, tú a quien me dirijo y que lo sabe
lanzaste tus mastines tras mis huellas
y cargaste mil flechas en tus mares
para herirme con ellas!

En un río de sangre me desato
y sedienta la fiera en él obrera,
y me parece un siglo cada rato,
que en cadenas me lleva.

¡Oh dolor que me hiciste mil heridas,
y el corazón en trozos me partiste,
y que a raudales derramé mi voz
porque así lo quisiste!

¡Oh tú, que me clavaste tus espadas,
y de mi sangre hiciste manantiales,
volviéndose en tu voz crucificadas
mis llamas ideales!

Pero ignoran tus manos angustiosas
que destrozaron todas mis gavillas,
que del surco sangriento, deliciosas
crecieron maravillas

Brotaron de mi pecho desgarrado,
de adentro de la herida que me hiciera
flores de dulce néctar
y dorado polen de primavera
(Pamela González)

Recorramos la experiencia del sufrimiento asociado a la enfermedad a través de los testimonios de pacientes viendo que no es solo expresión de dolor físico, sino un proceso que envuelve el ser entero:

- *"No sé porque tengo tanta angustia, si soy creyente y tengo tantas razones para agradecer a Dios todo lo que me ha ayudado".*

El sufrimiento que ocasiona la enfermedad es una experiencia personal que afecta a lo más íntimo y sagrado de la persona, es una experiencia límite que nos lleva a encontrarnos con la verdad de nosotros mismos, nuestra relación con los demás y con Dios. El sufrimiento es una experiencia que puede destruirnos o ayudarnos a crecer y madurar como personas. Aun teniendo mucha fe, el sufrimiento interpela y hace tambalear la fe. La razón es porque se necesita un mayor apoyo, que se encuentra en la vivencia personal de la espiritualidad. Por ello el que reniega de su fe por la experiencia de sufrimiento equivoca el camino, pues lo convierte en una carga más pesada, más difícil de llevar.

- *"Últimamente estoy muy irritable, protesto por todo, trato mal a mis amigos, hago que los demás me sirvan. Todo esto me hace sentirme mal".*

Vivir el sufrimiento de forma negativa lo hace más insoportable y destructivo, lleva hacia la angustia y la ansiedad. Algunas personas se aíslan, no queriendo ser ayudados por nadie; otros se hacen a sí mismos víctimas, compadeciéndose y sintiéndose maltratados por los que les rodean. El enfermo experimenta numerosas pérdidas, tales como de libertad de movimiento, de control, de pensamiento, de trabajo, de metas futuras, de oportunidades de la vida social, de la imagen corporal, de privacidad, de nivel de estima, de sentido, de integración en la comunidad de que forma parte, o de relaciones significativas con los demás. Existen analgésicos e intervenciones quirúrgicas que pueden paliar el dolor, pero para enfrentar el sufrimiento se necesita entrar en el campo espiritual. Hacer del sufrimiento una experiencia positiva requiere una vivencia espiritual, un recorrido por el interior de uno mismo en el encuentro con Dios.

- *"No sé qué me pasa. Es como si hubiera entrado en un shock. Yo creía que todo iba a salir bien. Esta es una enfermedad muy traicionera. Ahora con esta metástasis, no tengo posibilidad de recuperación. Siento ganas de llorar pero no puedo hacerlo. Quiero orar, pero no puedo concentrarme".*

El enfermo pasa por períodos de angustia, de ansiedad y de depresión en que puede sentirse abandonado por Dios y por lo demás, incapaz de orar y de recibir consuelo. El enfermo de cáncer se encuentra truncado en su trayectoria vital, parte de su vitalidad anterior se pierde. No hay que tomar el sentirse incapaz de orar como que Dios nos abandona. La sequedad en la oración puede ser efecto de debilidad física o puede ser un momento de crecimiento en que Dios actúa para relacionarse más y nuestro espíritu se resiste; esto hace sentirse con falta de apoyo que se experimenta como un abandono, pero en realidad es el espíritu el que se aparta por no dejarse tocar en lo más íntimo y si uno persevera, puede crecer en su capacidad espiritual de relación con Dios.

- *"Le pido tanto a Dios todos los días que me quite este dolor, pero Él no me escucha; el dolor sigue persistente día y noche, nada me lo puede quitar, ni los calmantes que me dan continuamente. Estoy cansada de luchar, quiero vivir pero estoy desesperada, hasta cuando tendré que soportar todo esto".*

La experiencia del dolor hace resurgir la vivencia de la limitación que supone el propio cuerpo y cuando hay dolor, puede ser extremadamente debilitante. Produce una gran angustia el pasar por dolores físicos extremos, hasta el punto de que puede ser irresistible en algunas ocasiones. Conviene no callarse el dolor que uno siente para que así pueda uno ser mejor atendido. Es deber del que acompaña hablar con el médico para aliviar el dolor cuanto más se pueda y a veces hay que tomar la determinación de sedar al enfermo cuando el dolor es extremo y no se puede aliviar. Hay que tener en cuenta que existe una barrera de resistencia psicológica a someterse a sedación tanto en el paciente como en la familia, y esto motiva que a veces situaciones de dolor que podrían ser resueltas se tarda en darles una solución. También hay que saber respetar la decisión del enfermo, la sedación completa inhabilita al enfermo para comunicarse y puede que quiera comunicar algo importante a sus seres queridos.

- *"Siento rabia porque me siento una inútil; antes era yo la que hacía todas las tareas en la casa y ahora no puedo moverme. Todos tratan de ayudarme y yo soy una desagradecida".*

La enfermedad se presenta al paciente como una mortificación o mutilación que le trunca en su trayectoria vital, lo que origina una auténtica convulsión interior que provoca un desvelamiento de su modo de ser, que aflora ahora cuestionado. El enfermo, al fijarse en las pérdidas, pierde su sentido de integridad como persona y eso le hace sufrir; experimenta que es incapaz de hacer lo que necesita para asegurar su estima personal y ser bien considerado por los demás. Se da entonces un conflicto entre lo que quiere interiormente con lo que experimenta como realidad en el mundo externo. El depender de otros puede ser percibido como una carga dificultando la relación con las personas que uno más quiere. Las demandas del cuerpo a veces entran en conflicto con las necesidades de la persona. El dolor u otros síntomas que incapacitan a la persona hacen que el enfermo ponga una atención al cuerpo que él considera desmedida porque no estaba acostumbrado y esto le impide desarrollar otros aspectos que eran considerados vitales porque le daban un sentido de propósito a su vida. Normalmente, cuando gozamos de salud, no apreciamos la importancia que tiene el cuerpo para lograr lo que nos proponemos. Al caer enfermos, nos damos cuenta de lo limitados que somos. El cuerpo se le experimenta ahora por la enfermedad más que como un aliado que sirve a nuestros propósitos, como un enemigo que traiciona la confianza que habíamos depositado en él y que señala nuestra contingencia y debilidad.

- *"Hay días en que todo está tan lleno de esperanza, de paz. Otros se desmoronan a pedazos y nos inunda la tristeza. Anoche lloramos de impotencia y desesperación. Señor, a veces uno pide demasiado de los demás y no pueden dar más. Somos todos tan limitados. Señor, me quedé sin las clases de la universidad. Pero tú proveerás a esta hija tuya. Pienso que tú quieres otra cosa de mí. No puede ser en vano esta enfermedad, debe salir una iniciativa diferente, no puede ser igual que antes. Me atrae y me ilusiona esa nueva vida que tú quieres para mí. Te amo Señor"* (María Cristina Escobar).

El enfermo sufre porque todo cambia, hasta las propias expectativas de la vida. Ha de encontrar u nuevo camino que no es fácil de ver porque se encuentra limitado. Los que lo rodean tampoco entienden mucho y también es un nuevo camino para ellos que han de dilucidar. Lo positivo es que una nueva esperanza y proyección del ser está esperando para nacer de nuevo.

- *"La soledad, llega junto con la enfermedad. Al comienzo no se siente. Luego te van dejando sola. Las horas son lentas. La vida sigue su curso, los demás tienen que hacer sus cosas. Orar, meditar, leer, a veces no basta. ¿Será que uno también se aleja? No quiero contar siempre el mismo cuento, me duele esto o lo otro, estoy deprimida, no tengo deseos de nada, estoy prisionera de una enfermedad. Dependo de los demás. No quiero molestar, pero los necesito mucho. ¿Por qué no me di cuenta antes? Señor ayúdame a superar esta etapa. Qué difícil es soportar, depender casi en todo de otros. Ser un enfermo es una debilidad enorme que implica humildad, saber aceptar la ayuda que te dan; también pedirla, aún bajo el riesgo de que te digan que no. Todo cambia en la vida del enfermo. Tu pensamiento, tus sentimientos, la sensibilidad. Yo me siento privilegiada, me han dado cariño, cuidados, sacrificios. Hay momentos en que me siento fuerte, sana y quisiera hacer muchas cosas, pero luego viene el cansancio y ahí me doy cuenta de lo débil que estoy. Debo aceptar mi realidad, mi dolor, ansiedad, soledad, mi inutilidad en las cosas del hogar. Señor te pido me des el don de aceptar lo que me pasa. Gracias, Señor".* (María Cristina Escobar)

El sufrimiento conlleva una vivencia de soledad al sentirse el enfermo separado del mundo social por su condición. El enfermo se encuentra aislado y marginado en parte por factores biológicos como debilidad, cansancio, dificultad en moverse y valerse por uno mismo, la dependencia de los demás; pero también es marginado y aislado de su forma de vida cotidiana al separarse de la esfera del trabajo y de la comunidad en que vive para ser relegado a la esfera de lo privado en la casa o en un hospital. La pérdida de sentido es parte esencial en el sufrimiento, siempre se halla implícito un conflicto personal al que no se encuentra solución. El peligro de pérdida de integridad reside en el significado que tiene el dolor para la persona que lo sufre o en la creencia acerca de las consecuencias que tendrá. Por ejemplo, muchos enfermos sufren porque no encuentran explicación en lo que les sucede y muchas veces se preguntan por el porque les sucede a ellos. Pero esta pregunta del porque hace aflorar sentimientos de culpabilidad. Al no encontrar una respuesta clara, sufren por un sentimiento de pérdida de su integridad como personas. No todas las personas tienen la misma experiencia de sufrimiento, cada persona responde de diferente forma ante las amenazas y el deterioro que causa la enfermedad. Sin embargo, el enfermo, a pesar del sufrimiento, nunca se encuentra totalmente desamparado y busca encontrar un sentido a su vida.

- *"A pesar de estar rodeada de personas, me siento extremadamente sola, no tengo ánimo para nada, nada me satisface".*

La soledad del que sufre no consiste únicamente en sentirse solo sino en no sentirse parte del mundo que le rodea. Al resistirse y luchar contra el dolor se genera también sufrimiento, especialmente porque la experiencia de sufrimiento es muy difícil de compartir, ya que no se experimenta de la misma forma en cada persona.

- *"Lo que más me hace sufrir no es la propia enfermedad sino el sufrimiento que yo ocasiono en los demás, pues tienen miedo de perderme, y ya no me puedo valer por mí misma lo mismo que antes; me ven disminuida".*

A menudo la persona sufre más por el efecto que produce en sus seres queridos que por su propia experiencia de la enfermedad. Por ello, es importante el apoyo de los familiares y seres queridos, que traten al paciente como persona y no proyecten sus propios miedos sino un deseo de acompañar, demostrar al paciente que se le entiende y es libre tanto de actuar como de manifestar sus sentimientos.

- *"Cuantas veces....queremos acercarnos a los demás con actitudes fraternales y aunque aparentemente somos aceptados ;ignoramos que nuestros receptores no se sienten con la confianza de estrechar ese lazo...por esa forma a veces de arrogancia que creen visualizar, por esas palabras reflexivas que reclaman nuestra presencia y que son tomadas como imposiciones...Porque la sensibilidad que nos entregan es tan frágil, que si no la cuidamos involuntariamente la hacemos añicos, dispersando escépticamente lo que pudo ser un diálogo interesante Cuantas veces, herimos inconscientemente, por no tener disponibilidad de paciencia, para analizar el entorno...sin percibir que está latente esa indiferencia gélida que nos duele. Cuantas veces dialogamos con el silencio por el desconsuelo de la soledad, pero somos tan exigentes que solo pensamos en nuestros pesares...sin comprender el dolor de los demás, a quienes castigamos con esas actitudes de incomprensión... Porque no entendemos ese lamento por la lejanía, y no hemos valorado ese amor que nos brindan...cuantas veces seguiremos así, sumergidos en ninguna parte, apesadumbrados por la soledad, y el vacío asfixiante que nos lastima tanto... "* (Myriam Villagrán)

¡Cuán importantes son los gestos de acogida del que sufre por parte de las personas que lo cuidan! A veces se piensa que el otro no quiere escuchar palabras de consuelo, quizá porque ya las habrá escuchado antes y se le regatea el amor sincero que brota natural del alma que siente con el que sufre. La frialdad, la distancia que se le impone al enfermo, a veces por miedo, otras por vergüenza, a veces por desconocimiento de cómo se siente el otro indican poca sensibilidad humana, carecer de empatía, fijarse en las propias cargas que uno lleva y no en las del otro. Es cierto también que el que cuida lleva mucho peso y necesita por lo tanto de apoyo. Si se abren los corazones, paciente y cuidador se apoyan mutuamente.

- *"Para el que cuida el enfermo, el estar todo el tiempo a su lado supone un desgaste emocional enorme. Uno experimenta una gran soledad y estado de abandono, aparte del efecto que produce el ver desgastarse a tu ser más querido".*

Para el que acompaña al enfermo el estar todo el tiempo al lado del paciente supone una experiencia de sufrimiento enorme. Las familias en general, quedan muy afectadas por el miedo, las emociones y el enfrentarse a la nueva situación con las dificultades que ocasiona el tener un miembro a quién cuidar. Por ello, el camino de la espiritualidad se aparece también como un cuestionamiento para el que acompaña, pues éste necesita de un asidero fuerte donde descansar el alma.

- *"Una siempre cree que nunca le pasara, que una tristeza, una enfermedad, una situación dolorosa, que esto o aquello más bien es para otros y otras, pero para una no. Hace menos de un año recordaba a un par de mujeres, que se habían cruzado en mi vida y que habían muerto de Cáncer, una de ellas mi suegra que falleció hace 21 años y otra una amiga con la que trabaje y falleció hace 10 años, ellas no tuvieron la posibilidad de prevenir su enfermedad, se dieron cuenta cuando ya era tarde. Bueno al recordarlas, decía que ojala a mí no me tocara vivir lo que a ellas les toco. Me he sentido molesta al no saber qué es lo que viene, a lo desconocido del proceso, antes de la operación, al iniciar las radiaciones; esa incertidumbre de no saber que se avecina y de qué manera lo enfrentare es un defecto que no sé si es bueno.*

Llegue al consultorio y en recepción anuncio que recibí una llamada, me dicen que espere y a los pocos instantes me llama la matrona, me entrega la interconsulta y la hora ya reservada, me hace firmar un documento en donde me hago responsable de asistir a la hora asignada para el Instituto Nacional del Cáncer y el diagnóstico que había puesto en la interconsulta era Cáncer de Mama. No creo que como mujeres estemos preparadas para este tipo de noticias, recién hace una semana mis exámenes han salido extraños y ya tengo un diagnóstico de Cáncer. Uno interpreta inmediatamente esa enfermedad como grave y mortal, ya estaba empezándome a preocupar.

Lo converse en casa, manifesté mi preocupación, mi marido fue muy tranquilizador diciéndome que tuviera la tranquilidad necesaria y siguiera las indicaciones médicas que estaba recibiendo.

Fui a la hora de almuerzo a buscar los resultados, nadie me acompaño, no lo creí necesario, recibo el sobre, salgo del lugar, entro al auto y lo reviso. El resultado, un Carcinoma In situ. Desde la ignorancia misma y sin saber con certeza que decían los resultados, me parecía que no eran buenos. Empecé a manejar y solo lo pude hacer por pocas cuadras, ya que las lágrimas que afloraban de mis ojos no me dejaban ver, desconsolada, solo salían, me imagino que era de pena, por confirmar que era Cáncer, yo tenía la esperanza que el resultado fuera negativo, creía hasta ese momento que esto era rutinario y que pasaría, pero este examen decía lo contrario y por eso lloraba y lloraba.

Al llegar de vuelta al trabajo mi energía ya no estaba conmigo, estaba desolada y no tenía la fuerza de continuar, le avise a quien está a cargo que no podía quedarme y gracias a su compresión me fui a casa, ese fue un día agotador.

Mi marido me acompaño, pero entre sola a la consulta. Me ratifico lo que yo ya intuía el día anterior, 'tienes un tumor, es Cáncer y debes operarte'. Ella fue muy clara y directa, llamo a mi marido y se lo anuncio. Inmediatamente me hacen el ingreso, llego otro doctor me examina y prepara mi ficha de ingreso, me dan las órdenes para pedir las horas para los exámenes de rutina, sangre, electro, cardiólogo y el comité de mamas que autorice la operación, etc.

En la sesión de radiación me dejan sola, se produce un silencio, yo miro la sala y me invade una sensación de vulnerabilidad, comienza un ruido fuerte, pasan unos minutos, entra alguien, sacan algo que pusieron en la máquina, luego gira y vuelve el sonido, que es feo, se enciende la luz, entra alguien me pide que baje el brazo, la camilla se empieza a bajar, me dicen que baje, me ponga los zapatos, me cubra con la toalla. Ella va al parecer con mi ficha, no lo sé, me indica que estamos listos, y yo le pregunto si ya me pusieron radiación y me indica que sí. Creo que me falto más explicación, yo por lo menos necesito que me expliquen que se viene ya que si no, me preocupo anticipadamente; no sé, me imagino que no quiero sentirme objeto sino persona, si están trabajando conmigo.

Una de mis sobrinas, que me visito el día antes que me operaran en el hospital, me pregunto si estaba preparada por si me hacían mastectomía (extracción de las mamas), y yo le digo espontáneamente que sí, pero la verdad es fuerte eso, ya que en la sala en la que estaba habían dos mujeres que estaban por reconstrucción de mama y no lo estaban pasando muy bien; una de ellas ya llevaba un mes hospitalizada y en dos años había

pasado por cuatro operaciones y aunque estaba sola (no tenía pareja) para ella era muy importante reconstruir sus mamas.
Bueno, luego me vienen a buscar para llevarme a la sala, debo destacar ese tipo de atención, cuando uno está mal, lo que necesita es atención y compañía. Una persona que me acompaño, me dio su brazo y me dijo que camináramos despacio, ya que estaba algo mareada y con dolor en el pecho.
Durante la tarde duermo un rato, leo y escucho lo que las otras pacientes hablan de sus enfermedades, veo como reciben a otras pacientes cuando llegan de pabellón, y me llama la atención que sin conocer a las personas cada una tiene preocupación por sus otras compañeras; tres llegaron durante la tarde, una era una joven de 17 años que tenía un tumor, otra era una señora que le hicieron reconstrucción y la tercera una señora que le operaron el útero.
Ayer sentí dolor en el pecho, algo así como puntadas, me tomaron una foto al rostro, me dijeron que era para el sistema, entre al vestidor, me prepare y al recostarme me toman una foto al pecho, ahí no se me dijo nada, ni me preguntaron; de hecho, yo en la posición que debo estar no veía al que me tomaba la foto, solo escuchaba; luego me tomaron una segunda foto del lado izquierdo del pecho. Cuan vulnerables somos los seres humanos, y cuan vulnerable me siento yo, ahí nos entregamos y tenemos confianza en quienes nos tienes en sus manos. Siento que hace falta mayor dialogo, que me digan que me hacen. Una ahí acostada, ellos te acomodan y salen, se siente un ruido, entran, encienden la luz y la maquina se da vuelta, ellos entran colocan algo en la máquina y salen, se siente un ruido y entran, se mueve la camilla se baja y salgo. Es más el tiempo que estoy en espera, ayer fueron 70 minutos y hoy 40 minutos, que el tiempo que una está adentro, 10 minutos.
Hay algo que estoy ejercitando, es la paciencia y la calma, observo lo que pasa, converso con alguna persona, ya nos repetimos varias (las que vamos a las sesiones mujeres, hombres y niños). Me he dado cuenta de que hay algunas personas que no les gusta hablar de este tema, específicamente de Cáncer, incluso hay familiares que se han marginado, y al parecer no se atreven, es que tienen miedo de pensar en el tema. Como actuamos los seres humanos frente a estas situaciones, es tan diferente, incluso yo misma era indiferente, pensando que a una nunca le pasara. Pero evitan incluso hablar de ello, como si no existiera, eso a mí no me paso.
Al llegar a casa me acosté, trate de dormir, pero el dolor se había extendido a la cara así como un dolor neurálgico; me tome un relajante muscular, pensando que estaba muy tensa y eso me ayudaría. No fue así, el dolor era más agudo, termine vomitando, hasta lo que había desayunado. Al llegar mi marido me tomo la presión con una máquina que tenemos en casa, ahí aparecía que estaba muy alta, me llevo a urgencias de inmediato. Ahí con las maquinas más tradicionales me toman la presión y no esta alta, el médico me revisa, y nada, aparentemente el dolor no tiene una causa, me da unos medicamentos a la vena para bajarlo y a casa a descansar.
Sigo con el dolor, ya es más soportable, puedo caminar, no pude ver a un médico, solo la enfermera, que me dijo que podía tomar analgésicos, que la zona no era la que recibía radiación, que no habría problemas, y que podía verme cualquier otro médico.
Alguien que estudio del tema me dijo que podía ser un desgarro muscular, y que duraría el dolor unos tres días; me imagino, que es porque no hago nada de ejercicio, y camino muy poco, ¡esto de estar en reposo!
El Cáncer es una palabra dura, me decía una amiga. Es efectivo, es como un balde de agua fría. Ojala termine esto pronto, estoy cansada. Mi pecho está muy seco y áspero, me

dan puntadas permanentemente. Al igual que el cansancio, sin energía para ir a las terapias, sin ganas de hacer nada. Me canso hasta de caminar y esos horribles dolores de cabeza, no me dejan ni pensar.
La doctora me vio y me dio control para dos meses más, me aumento la licencia para ver que se cambie la piel del pecho, se renueve la piel y salga la radiación del cuerpo. También para ir de a poco recuperando la energía perdida.
Es extraño como una enfrenta la enfermedad, pero más extraño es la reacción de los otros y otras, frente a esta enfermedad, no querer enfrentarla, no acercarse, tener miedo, temor, no sé, me llama la atención
Ya cumpliré un mes que término la radioterapia, mi pecho está bien, ya cambio la piel y no tiene heridas, tiene aún la piel seca y a veces me dan puntadas.
También me canso en el día, pero se ha ido notando el cambio, ya hay más energía, luego inicio mis labores y debo prepararme para ello".
(Marisol Panatt Banda)

El enfermo necesita comprensión, apoyo, se encuentra en estado de dependencia e inseguridad, más si no entiende las instrucciones que se le dan o se le dan pocas explicaciones de lo que está ocurriendo y como se le está tratando, si va bien la terapia y los desafíos que le esperan. Al profesional de la salud le haría muy bien para su formación conocer de los miedos, angustias y preocupaciones de los enfermos para saber cómo responder, acoger y guiar a las personas durante la terapia.

El ambiente hospitalario con las intervenciones médicas, la posibilidad de sufrir dolor, el tener que pasar por anestesia o que invadan el cuerpo en una operación, representan por sí mismos suficientes elementos de amenaza como para que la persona se desequilibre anímicamente. Los sentimientos que derivan de la experiencia de tal amenaza son por lo general de miedo, de ansiedad, de tensión, de inquietud, de inseguridad ante las posibles consecuencias. Mientras que el miedo se refiere a un peligro claro y evidente, la ansiedad se da ante peligros indeterminados. Por lo general, tanto uno como el otro se manifiestan en el enfermo. Pero lo importante ante la ansiedad y el miedo es que tanto los familiares como los profesionales de la salud estén dispuestos a que el enfermo hable de los propios miedos y se le informe de modo adecuado para aclararle las dudas.

II. EL SENTIDO DEL SUFRIMIENTO

Aminorar el sufrimiento es uno de los desafíos de la medicina actual. En el ejercicio de su profesión el médico, la enfermera, se encuentran cara a cara con el sufrimiento, deben servir a los que sufren, algunos de los cuales son enfermos incurables. El agente de salud se enfrenta, por tanto, a la misma pregunta que el enfermo se hace: si ante este sufrimiento que parece ser destino inevitable ya que no se puede modificar, ha perdido la vida todo su sentido. Por la enfermedad se experimenta la impotencia y finitud de la vida humana. Esto puede llevar a la angustia, la desesperación, la rebelión o a madurar, discerniendo lo que es esencial. El enfermo se encuentra con algo que él no puede dominar y tampoco dominan plenamente los médicos. El enfermo demanda la posibilidad de tratar con alguien los grandes temas vitales como el sentido de la propia vida, la posibilidad de vida futura, el sentido de transcendencia y a veces no encuentra la persona que lo escuche. La pregunta del "porque" del sufrimiento en muchas ocasiones hace sufrir más y lleva a conflictos y frustraciones, ya que se asocia generalmente con un sentido de culpabilidad o se presenta como injusto. Se dan muchas teorías para explicar el porqué del sufrimiento, pero ninguna llega a satisfacer del todo, especialmente cuando nos encontramos con el sufrimiento que aparece como injusto como es el de los niños. La experiencia del dolor y del sufrimiento resulta difícil de conciliar con la idea de un Dios Padre que nos ama. No podemos entender que Dios nos permita sufrir y por eso el sufrimiento aparece como un absurdo o como un gran escándalo.

En cambio la pregunta del "para que" del sufrimiento tiene un componente de sanación porque lleva a buscarle un sentido. Enfocado a la luz de la fe, el sufrimiento tiene un sentido y descubre provechos y ventajas, puede ser instrumento u ocasión para obtener bienes o provechos. Aún sin esperanza médica de curación, el enfermo busca un propósito para su vida. La espiritualidad puede aliviar dentro del sufrimiento que experimentan. Como cristianos podemos dar sentido a la cruz de la enfermedad buscando la reconciliación, ofreciendo la vida por otros y en el participar de la cruz y resurrección de Cristo. La muerte de Cristo en la cruz es una demostración del poder del amor sobre el sufrimiento; por su sacrificio se derramaron innumerables gracias sobre los seres humanos. Su sacrificio hizo posible la resurrección, que nos libra del pecado y de la muerte. El ofrecer la enfermedad, la vida propia por los demás pone a la persona en relación íntima con Dios, lo que restablece la paz interior. La fe permite al ser humano acercarse al secreto del sufrimiento y de la muerte y liberarlo de la desesperación, descubriendo que se puede utilizar el dolor para la propia salvación y para la salvación del mundo. Detrás de cada dolor ofrecido se encuentra el dar gloria a Dios y el unirnos al sufrimiento redentor de Cristo, que hizo suyo el dolor humano para elevarlo a una forma de oración y de demostrar el amor por los demás dando la vida. Uno de los grandes mensajes que Cristo donó al mundo fue el haber elevado el sufrimiento humano a nivel de redención. El ofrecer la vida y morir por otros hace de la cruz un don. El sufrimiento es difícil de entender y de explicar, pero Cristo sale al encuentro de cada persona que sufre, llenando su sufrimiento de sentido. El amor nos libra de la desesperación y de la angustia, hace posible la transformación del sufrimiento y el dolor, porque es lo que nos hace ser personas. El amor es lo único que puede vencer a la muerte. Por amor somos capaces hasta de entregar la propia vida. La fe y la fuerza del amor nos permiten afrontar con serenidad el dolor y de superarlo sin dejar que nos aplaste y nos destruya psicológicamente. El ser humano está hecho para amar y el abandono de esta realidad produce un desequilibrio interno y la pérdida de la paz interior.

El ser persona está en realizarse, cosa que se consigue únicamente mediante el amor: abriéndose a Dios y a los hermanos. Cuando se ama y se es amado, el sufrimiento se alivia.

El sufrir en sí mismo es un mal, pero puede ayudar a crecer y a madurar a la persona. La enfermedad produce una convulsión que remueve las creencias, el estilo de vida que la persona había adquirido, y el enfermo comienza a cuestionarse su forma de vivir y a encontrar valor a aspectos más profundos del ser a los que antes no prestaba atención; esta experiencia le hace madurar.

En mi experiencia personal de acompañamiento a enfermos de cáncer, veo que muchos enfermos encuentran sentido a su proceso de sufrimiento, generalmente vivido por mucho tiempo, en la maduración que experimentan como personas. En muchos se incrementa la vida espiritual con un acercamiento a Dios; crecen en humildad, experimentan vulnerabilidad y dependencia de Dios. Se da un desapego por lo material, lleva a una conversión después de una revisión de vida, se deja a un lado la vanidad, se aprende a aceptar a las personas como son; puede conducir a la unidad familiar si el proceso se realiza de forma constructiva al dedicarse más tiempo a la familia, en una sociedad en que los trabajos en exceso de horas lleva a que las personas vivan poco tiempo en familia; lleva a entender y solidarizarse con los que sufren, a desear el bien de otros, a amar el valor que tiene la vida y a dar gracias por ella, siendo que cuando se está sano se vive con indiferencia por las gracias que se reciben por el hecho de estar sano; lleva a experimentar paz y fortaleza, a tener paciencia; se valora más lo cotidiano, las cosas pequeñas, el presente vivido; se aprende a amar, a conocerse a uno mismo, a valorar lo que uno recibe de otros, especialmente los gestos de generosidad y de amor de los seres queridos; lleva a experimentar una purificación en la manera de ser o en perdonar faltas del pasado; puede conducir a aprender a dominarse y a ofrecer el sufrimiento; puede llevar a experimentar la satisfacción de haber cumplido en muchas situaciones de la vida pasada.

Los familiares también experimentan un proceso de maduración que les lleva a dar sentido a su experiencia de sufrimiento, pero con frecuencia, la angustia que produce la inminencia de la posible separación y el ver sufrir al ser querido opaca el poder reflexionar con calma y asimilar lo que está pasando en su interior. No obstante, muchos experimentan un acercamiento a Dios, vivido fundamentalmente por medio de la oración o los Sacramentos. El madurar como persona les lleva a entender el proceso de la enfermedad, a purificarse interiormente, a la conversión, a ofrecer el sufrimiento, a ser más humildes, a unirse más a la persona del enfermo teniendo una mayor conciencia de sus virtudes y bondades; con frecuencia no nos fijamos en los valores de los demás o no los valoramos lo suficiente. Por ello, una de las primeras consecuencias es que se aprende a valorar el sufrimiento de los demás. Cuando uno tiene buena salud no piensa en que otros están sufriendo y necesitan de comprensión y apoyo. El sufrimiento nos sensibiliza para captar mejor el dolor ajeno y para ofrecernos en su ayuda.

El tener que sufrir nos da una idea más objetiva de la dura realidad de la vida, descubriéndonos apariencias y ahorrándonos desengaños; nos recuerda la transitoriedad de todo y la limitación humana y que, por tanto, necesitamos de Dios; nos enseña que la felicidad plena no se da en esta vida y que todo lo creado es relativo; nos enriquece y hace crecer espiritualmente.

El sufrimiento pone a prueba valores de la vida como la generosidad, la paciencia, la capacidad de aguante, la tolerancia. El sufrimiento nos insta a cultivar actitudes como la aceptación de nuestras limitaciones y vulnerabilidad. Al sentirse vulnerable, al enfermo se le hace más evidente lo pasajero de las cosas materiales y se acerca a la vivencia espiritual, al mismo tiempo que revaloriza los detalles sencillos que antes pasaban desapercibidos.

El sufrimiento nos humilla, nos aleja de la vanidad, nos hace ver que el valor de nuestro ser persona se encuentra en nuestro interior, en lo más profundo de nuestro ser, no en las apariencias. El choque que produce la enfermedad desvela la realidad de nuestro vivir bajo el orgullo, de lo que no somos plenamente conscientes. El ser humilde libera porque nos dispone a una actitud mucho más receptiva de Dios y de los demás. Empuja a vivir con entereza el dolor, confiar, tener esperanza y seguir amando. Por el testimonio de los enfermos, es claro que la aceptación del sufrimiento, sea por abrazarse al misterio o por donación generosa al querer encontrarse con Dios y ofrecerse a los demás, requiere humildad y por tanto se ha de purificar el orgullo. De hecho, la pregunta sobre la soberbia y la falta de humildad es algo latente en la mayoría de los enfermos. El orgullo no es la actitud que haga crecer al ser humano como persona, sino que lo es la humildad. El sufrimiento actúa como catalizador que desvela esta realidad y al ponerse el ser humano en la actitud correcta experimenta que comienza a madurar.

Muchos enfermos encuentran respuesta a la pregunta sobre el sentido del sufrimiento y por tanto, deberíamos dejar que hablasen. Su experiencia puede llenar el vacío que se produce en nuestro intelecto por no ser capaces de encontrar explicaciones. El enfermo se encuentra rechazado por el mundo, pareciera que a su vida se le hubiese robado el sentido. Aunque se reconoce que el sufrimiento por sí mismo es negativo, puede llegar a transformarse en positivo por el significado que se le dé para nuestra existencia. Se han dado muchos sentidos al para que del sufrimiento y también al posible valor que pueda tener. Los enfermos nos demuestran que no es cierto que no se pueda encontrar sentido al sufrimiento en la sociedad actual. Es claro que el enfermo de cáncer se encuentra con la necesidad de dar sentido al sufrimiento que desafía su propia existencia. Aunque no todos son capaces de encontrar este sentido, muchos lo hacen y su experiencia se constituye en enormemente valiosa para los demás que se encuentran en el camino.

El sentido que encuentran los enfermos se halla enmarcado dentro de categorías, que por lo demás han sido expresadas por los grandes pensadores y entre ellos, por excelencia, se encuentra Cristo.

1. El Sufrimiento como Correctivo por la Injusticia Humana

- *"Yo le pedí mucho al Padre por mi marido para que le sacara del alcohol y el Señor le mandó esta enfermedad. Le doy gracias al Padre porque ha cambiado por completo. Ha dejado el alcohol, ha vuelto a la religión, ahora rezamos juntos todos los días. Tengo una gran fe en que se va a recuperar".*

Una idea muy arraigada es que el ser humano no sufriría si no cometiera pecado. El sufrimiento aparece como castigo por los pecados cometidos fruto de la justicia divina o como expiación de los mismos. El cristianismo afirma que por el pecado original entro el sufrimiento en el mundo y que Cristo murió en la cruz para expiar los pecados de la humanidad. Sin embargo, hay que evitar personalizar la expiación de la culpa y con ello juzgar al enfermo. La expiación es, más bien, una experiencia compartida por todos los seres humanos.

"Hemos pasado por mucha angustia, pensando que ha sido un castigo de Dios, que la vida se ha vuelto contra nosotros, que porqué nos ha tocado a nosotros"

Hay que entender que la idea del castigo personal no es como se debe entender el sentido del sufrimiento en el cristianismo, no es el sentido que le da Cristo en los Evangelios. Cristo mismo indica que es equivocado juzgar el sufrimiento de un ser humano como consecuencia de sus pecados (Lucas 13,1; Juan 9).

- *"No me pregunto por el por qué sino por el para qué; esta enfermedad nos sirve para purificarnos por nuestros pecados. Yo todas las noches ofrezco mi sufrimiento a Dios".*

El sufrimiento puede llevar a la persona a buscar la reconciliación, puede tener un carácter correctivo que conduzca a la conversión medicinal (Heb 12,7-8; 1 Cor 11,32; Ap 3,19). Juan Pablo II considera que el sufrimiento genera el bien en la persona que sufre al llevarlo a la conversión (*Salvifici Doloris*). Aunque la enfermedad no sea un castigo por los pecados cometidos, el hecho es que puede catalizar un cambio que llevé a una vida más entregada a Dios. El carácter correctivo del sufrimiento hay que entenderlo como una manera de elevar al ser humano a reconocer la presencia de Dios, dejando de lado la indiferencia con la que en general vivimos buena parte de nuestra vida.

2. El Sufrimiento como Educacional

- *"Me siento elegida por Dios. Yo sé que el hecho de tener esta enfermedad tiene algún sentido. Dios me la ha mandado para algo que aun no entiendo del todo. He crecido espiritualmente. Me acerco más a los demás y siento un amor por ellos. Ahora acepto a las personas tal como son".*

Por el sufrimiento la persona entiende con más profundidad el significado de quién es, se vuelve más compasivo hacia los sufrimientos de los demás, y se aleja de la superficialidad con que se vive la vida en general. El sufrimiento lleva, por tanto, a madurar a la persona, a saber cómo relacionarse con el otro, algo que a menudo cuesta mucho.

- *"Me siento más cerca de Dios, siento como si El me llevase en brazos. Él me ha dado signos de que ha escuchado las oraciones. Ya no me levanto con tanta angustia".*

Dentro de la maduración y el aspecto educativo del sufrimiento está el que nos acerca a Dios, lleva a un encuentro personal, a un vivir más desde el espíritu, se pierde el sentido de apego que tenemos tan arraigado a las cosas materiales. Se adquiere una sabiduría más cercana a la de Dios al quedar desapegado por las cosas de este mundo.

- "*Así como nuestras células se nutren con el alimento y la energía diaria, el espíritu comienza a reencontrarse, tiende a ir de lo irreal a lo real, de la ilusión a la verdad, de la muerte a la eternidad. La interioridad no es exclusiva de algunas ideologías, filosofía o religión. La interioridad es una tendencia innata de la humanidad misma. La vida interior es como la tierra fértil, está esperando el abrazo nupcial de la semilla de la sabiduría. Hay veces, quizás la mayoría, en que este abrazo sea doloroso, pero el dolor será el catalizador de nuestro crecimiento interior y exterior. Espiritualidad no es estar rezando todo el día, es* *estar viviendo cada segundo de nuestras vidas en plenitud, la Espiritualidad no es ruidosa, es mansa y libre, por qué una vez alcanzada no necesita explicación de su origen"* (Myriam Villagrán).

Vivir la espiritualidad en el dolor lleva a la sabiduría, por ello la experiencia del sufrimiento se convierte en pedagogía divina, se sabe y se conoce desde Dios para ser sus instrumentos en un mundo muy alejado de Él y tremendamente superficial. Se puede vivir en plenitud a pesar de sufrir, ya que no es el dolor el que nos define sino nuestra entrega de la vida.

3. El Sufrimiento Corredentor como Ofrenda Fruto del Amor que Conduce a un Mayor Bien

- *"Yo pensaba que al estar enferma, mi vida era de completa inutilidad, pero comprendí que Dios me estaba dando una gracia y una misión muy especial, el orar por los demás".*

El sufrimiento puede hacer que una persona busque desinteresadamente el bien del otro. Aunque el origen que causo el sufrimiento continúe, la persona se siente liberada porque restaura su integridad al ofrecerse a los demás y dar sentido a su sufrimiento. La persona deja de centrarse tanto en sí misma y comprende que el ser se realiza al darse uno a los demás.

- *"Yo he ofrecido todos mis dolores y mi enfermedad, por las vocaciones, tanto de sacerdotes como de religiosas. Recientemente me han comunicado que una ex-alumna mía va a ingresar a las Carmelitas. Es la primera vez que ocurre algo así en este Colegio. Espero que surjan muchas más".*

La muerte de Cristo en la cruz es una demostración del poder del amor sobre el sufrimiento; por su sacrificio se derramaron innumerables gracias sobre los seres humanos. Su sacrificio hizo posible la resurrección, que nos libra del pecado y de la muerte. Juan Pablo II en su enseñanza sobre el sufrimiento a través de la Encíclica *Salvifici Doloris* nos dice que el cristiano al unir sus sufrimientos a los de Cristo comparte su resurrección. Pero no es el sufrimiento como tal el que lo logra sino el amor que estamos llamados a vivir cuando sufrimos. Ahora bien, el que sufre no es solamente beneficiario pasivo de la redención de Cristo, sino que coopera con Cristo en su pasión de forma que participa de su resurrección y de su plan de salvación en el mundo.

- *"Hace 10 años tuve cáncer en la tráquea. Me lo extrajeron y me dieron quimioterapia, pero después de dos años volvió a surgirme el cáncer, esta vez en los pulmones. Me dieron un año de vida y ninguna esperanza de curación. Yo me angustié y me rebelé, pero después de un tiempo, leyendo un salmo: "El que esta con Dios nada tiene que temer", comprendí que tenía que entregarme y dejar a un lado los temores. Me entregué a la voluntad del Padre, entregué hasta mis hijos para que los cuidara el Señor y no yo. El Señor me sanó, sigo teniendo el cáncer, pero se estacionó y nadie puede quitarme la felicidad que siento. El Señor quiso que siguiera viviendo y ahora me ha mostrado para que: he de cuidar a mi marido que también ha sido diagnosticado con cáncer".*

Cristo, con su pasión y su cruz, asumió el dolor aunque no lo buscó; pero ha iluminado un aspecto importantísimo de la vida del hombre: el del sufrimiento, que ha quedado convertido de obstáculo, en instrumento de plena realización, para ser instrumento de la transformación del mundo. Dios no ha venido a suprimir el sufrimiento. Ni siquiera ha venido a explicarlo. Ha venido a llenarlo con su presencia. El cristianismo añade la dimensión de que Dios mismo sufre con el ser humano, no es ajeno a su dolor, y nos otorga la esperanza de que transforma nuestro sufrimiento en fuente de gracias. Cristo se ha comprometido por entero en la lucha contra el sufrimiento y la muerte; nos invita, aportando nuestra impotencia, sufrimientos y testimonio a colaborar en la redención. El sufrimiento recibe su significado del amor que se ponga y de esta forma se convierte en fuente de gracias. Teniendo en cuenta que el amor es central en el hecho de ser persona, el sufrimiento deja de ser algo extraño al ser humano.

- *"Se necesita un sentido para continuar luchando por la vida; yo llevo 5 años con cáncer y lo que me ha mantenido, lo que me ha hecho luchar, es mi hija adoptiva, que no puede valerse por sí misma".*

Cuantas veces la motivación fundamental para enfrentarse a la enfermedad no es tanto el querer seguir viviendo sino el dar la vida por alguien que nos necesita. Por la donación de la vida nos asemejamos a Cristo que la donó por toda la humanidad desde la cruz. De esta forma el sufrimiento se convierte en gracia de salvación.

4. El Sufrimiento como Misterio

- *"Yo he tomado esta enfermedad con calma. Sé que Dios tiene algo preparado para mí. Yo no me siento morir, al contrario me siento con más vida. Yo quise ser religiosa a los 15 años, entré como novicia en un convento, pero no dure mucho tiempo. Me dijeron que no tenía vocación y que tenía que vivir primero el mundo, que era muy joven y que volviera a los 22 años. Yo les dije que quien no ha vivido el mundo es porque no lo busca. Y así me he sentido siempre. Me casé y me he sentido siempre insegura por no saber si estaba tomando la decisión correcta. Hace un año enviudé y creí que era la ocasión de que me dedicase más a la Iglesia, pues nunca he podido ya que he tenido que actuar de padre y de madre, pues mi marido tuvo una enfermedad muy larga y tuve que cuidarle por muchos años. Ahora que podía dedicarme más de lleno a Dios, Él me ha mandado esta enfermedad. No sé qué me querrá decir pero debe tener algún significado".*

El sufrimiento no tiene una explicación fácil, no podemos entrar dentro de la esfera de lo transcendente para explicarlo porque somos seres finitos. El significado del sufrimiento no se puede obtener como resultado de lógica discursiva, requiere más bien unirse a la voluntad de Dios en la aceptación del misterio, abandonarse en El, aunque no lo entendamos. El sufrimiento, por tanto, puede acercar al ser humano a Dios.

- *"No he logrado descubrir todavía que es lo que Cristo me quiere decir. Me ha mandado mucho sufrimiento últimamente"*

El hecho de dar explicaciones impide la aceptación del misterio. Aceptar el sufrimiento como viene sin racionalizarlo es liberador, elimina parte de la carga. Las religiones orientales (budismo, hinduismo) consideran el sufrimiento como parte de la existencia actual debido a los deseos tenidos en la existencia previa que nos es desconocida; la liberación del sufrimiento puede ocurrir sólo con la renuncia al deseo. Para los budistas la solución frente al sufrimiento es ignorarlo, no hay ningún poder que pueda redimirlo, pero si podemos vaciarnos de lo que nos hace sufrir. Para el cristiano se trata de dejarlo en las manos de Cristo; no se le ignora ni se le rechaza, sino que se convierte en fuente de transformación unido al misterio de la gracia.

5. El Sufrimiento Lleva a la Humildad

- *"La enfermedad me ha servido para darme cuenta de que era muy orgullosa. Yo siempre he querido tener las cosas bajo mi control, creía que uno consigue lo que quiere por su propio esfuerzo. Ahora sé que debo practicar la humildad y que uno por sí mismo no es nada".*

El pensador Viktor Frankl, quien pasara por una experiencia de sufrimiento extremo en los campos de concentración nazi de la segunda guerra mundial, considera que el sufrimiento es consistente con la capacidad que tiene el ser humano de realizar valores de actitud. Existen tres categorías de valores en el ser humano: valores creativos, valores vivenciales y valores de actitud. Por los valores creativos el ser humano desarrolla su capacidad de trabajo, por los vivenciales desarrolla su capacidad de bienestar y de afecto, y por los de actitud es capaz de enfrentarse al sufrimiento y de dar dirección a su vida. Los valores de actitud son los más elevados. El ser humano no debe desesperarse buscando un sentido sino esperar con paciencia encontrarlo. Sólo puede realizarse en la medida en que logra la plenitud de un sentido que esté por encima de sí mismo. Bajo la perspectiva del enfermo, el problema central gira en torno a la actitud con que enfrenta a la enfermedad; si la actitud es de aceptación, el sufrimiento se transforma en logro. Muchas personas sólo ante una catástrofe toman impulso para elevarse al máximo en este sentido. La persona que desarrolla los valores creativos se mueve en los parámetros de éxito o fracaso, la que desarrolla los valores vivenciales se mueve en los parámetros de cumplimiento o desesperación, pero la que desarrolla los valores de actitud se mueve en los parámetros de humildad u orgullo. El enfermo que se enfrenta a un cáncer curable debe recurrir al valor de someterse a la operación, mientras que el que se enfrenta rabiosamente a un cáncer inoperable debería recurrir a la humildad. Normalmente uno llena la vida viviendo los valores creativos o los vivenciales y la persona no se cuestiona los valores de actitud. Ante una enfermedad como el cáncer la parte creativa se trunca por las limitaciones físicas a las que el enfermo es expuesto, y la parte vivencial o afectiva también queda limitada al enfrentarse el enfermo con la posibilidad de pérdidas. Al quedar limitado el enfermo en los valores creativos y vivenciales, éste queda enfrentado más directamente a su actitud en la vida y se le abre la mente a la necesidad de cambio. La humildad nos hace ser auténticos, experimentando realmente quienes somos. El enfrentar la vida con arrogancia es un camino equivocado, es no reconocer la propia vulnerabilidad y dependencia.

- *"Yo encuentro que el preguntarse por el porqué de mi enfermedad es un acto de orgullo. Al ver a mis amigas y a mi familia tan bien, me alegra enormemente de que haya sido yo y no ellos los enfermos".*

Reconocer que somos instrumento de redención y el siempre desear el bien para el otro, sin envidias ni críticas, es un acto de humildad. Frecuentemente asociamos como injusto el sufrimiento propio y no reconocemos la gracia que conlleva el ofrecerlo a los demás.

III. LA ESPIRITUALIDAD DA SENTIDO AL SUFRIMIENTO

Es posible vivir el sufrimiento conservando la paz interior y liberándose de la angustia. Se requiere un tiempo de vida interior y de ofrecimiento de uno mismo, un aceptar la enfermedad y dar sentido a la vida propia en el nuevo estado en que uno se encuentra. Por la espiritualidad, las personas buscan un propósito y significado a su vida y descubren la verdad acerca de sí mismos y de su relación con los demás, permite entrar en una relación transcendente con un ser superior y está en el centro de todos los aspectos de la vida; abarca el mundo de los valores y las expresiones religiosas que caracterizan el grupo al que se pertenece como creyente y el poder tener instancias de oración y diálogo con Dios. Es por ello, que actividades de tipo espiritual pueden ayudar al enfermo a enfrentarse a la enfermedad y dar sentido al sufrimiento. Es una necesidad espiritual el ser escuchado, comprendido y amado. Lo espiritual constituye el centro de la persona, lo que la mueve, su ser más íntimo, por lo que desarrollamos un claro entendimiento del lugar que ocupamos en el mundo. Sin embargo, por lo general, se necesita guía espiritual y soporte para ayudar al enfermo y la familia en la lucha que sostienen con cuestiones de fe y sentimientos de culpabilidad, de enfado, resentimiento o frustración, y para ayudar al enfermo a enfrentarse con los aspectos debilitantes de su enfermedad. El paciente necesita comunicar lo más íntimo que uno ha vivido, dar sentido a su experiencia personal y lo que ha significado su vida, reconciliarse, experimentar paz, asimilar las pérdidas, estar preparado para lo que ha de venir.

El estar atentos a la dimensión espiritual compete a todos los que acompañan al enfermo, por ser todos seres espirituales, aunque no se tenga mucha experiencia; compete también por tanto a los profesionales de salud, ya que el enfermo puede manifestar sus necesidades espirituales a cualquier persona en cualquier momento. El profesional de la salud debe al menos saber escuchar y mostrar que le preocupa lo que el paciente comunica y que hará todo lo posible por ayudarlo. Se trata de reconocer que la persona tiene la oportunidad de seguir creciendo espiritualmente. Esto implica el dar espacio al enfermo para que pueda en libertad comunicarse con Dios y encontrarse en paz, esperanzado y amando, en vez de angustiado o desesperado.

El que acompaña puede ayudar a alimentar la esperanza del enfermo; esperanza que va más allá del dolor y el sufrimiento cuando el paciente manifiesta una visión transcendente, ya que para el creyente ninguna cosa en este mundo, por importante que sea, puede tener el valor de la esperanza de un Dios que vence la muerte. La espera de la resurrección da a la vida el futuro del que necesita el ser humano para seguir amando. La esperanza se hace más factible cuando está sostenida por el amor, la compasión y el apoyo de los que acompañan al paciente para poder superar la negación o el miedo con que frecuentemente se enfrenta a la enfermedad. Se puede vivir con la esperanza de un bien mayor, con la confianza de que tenemos un Dios providente que nos cuida y no nos deja abandonados. El saberse seguro de la protección divina ayuda a librarse de la angustia y la desesperación. Hay que creer en la bondad y en el poder de Cristo a pesar de las apariencias. La esperanza y confianza en un Dios solicito genera alegría. No debemos entender la esperanza como una fuga de la realidad dolorosa, sino como una forma de dar dinamismo al presente, la esperanza nos lanza a vivir el amor en las circunstancias concretas de la vida, hace que las relaciones del presente sean vividas como la anticipación de la comunión profunda con Dios, lleva al coraje paciente y perseverante que no cede al desánimo en las tribulaciones, es fuente de paciencia, de conversión y de confianza y abandono en Dios, no por resignación sino con aceptación de la voluntad de Dios.

El enfermo que ha ido madurando a lo largo de su enfermedad necesita expresar su vivencia religiosa con signos y purificar su relación con Dios; se encuentra que debe purificar aptitudes que minimizan a Dios o que hacen de su presencia y poder algo mágico o lo hacen muy lejano, creyendo que podemos controlarlo y manipularlo de acuerdo a nuestros deseos, o comerciar con El. Cuando Dios, más bien, se encuentra muy cercano y quiere estar con el que sufre y consolarle. La enfermedad se hace mucho más angustiosa sin la seguridad de la presencia de un Dios que nos ama y se preocupa por nosotros.

En mi experiencia de acompañamiento al enfermo de cáncer he visto que se produce con gran frecuencia un incremento en la relación del enfermo con Dios dirigida por una revisión de vida; así se da un deseo de fortalecerse por el crecimiento espiritual, una experiencia más sentida de los Sacramentos y la oración, un ofrecimiento a Dios, el dedicar tiempo a la lectura de libros espirituales, principalmente la Biblia, el recibir consejos de personas maduras en la fe, el experimentar vivamente la presencia de Dios y su misericordia, el sentir la fortaleza y la paz como dones.

No cabe duda de que la enfermedad puede acercar a Dios, pero se requiere la valentía de reconocer en lo que uno se había equivocado. Muchos enfermos antes de la enfermedad no dialogaban ni tenían una íntima relación con Dios, y la enfermedad les abrió a una experiencia espiritual más intensa. Este cambio no se produce sin una cierta resistencia que a veces ofusca su posibilidad. El hombre contemporáneo, mientras goza de excelente salud, se despreocupa de su dimensión espiritual. Las comodidades y el bienestar lo distraen y llega a hacerse la ilusión de que es eterno y lo puede todo. La enfermedad y la vejez le hacen volver a la realidad, demostrándole que es limitado. Su soledad le hace reaccionar como el hijo pródigo y sentir la necesidad de ir al Padre, dándose cuenta de que ha dejado de lado lo más importante de la vida.

La enfermedad de larga duración, como el cáncer, produce un choque en la persona, muchos de los proyectos que tenía en el campo de lo material quedan truncados. Parece como si el enfermo se viese rechazado por el mundo que él se había creado. Esto le lanza a un encuentro con lo transcendente. Al dejar de tener sentido las cosas del mundo, el enfermo lo busca en algo más y el camino que lo sacia es la transcendencia. El enfermo comienza a caminar por este nuevo sendero que se abre ante sí y descubre su profundidad, de forma que se encuentra mucho más lleno de lo que había estado nunca. Descubre que la salud y lo corporal no lo es todo, hay una dimensión espiritual mucho más rica por explorar.

Una conversión requiere una experiencia fuerte. La enfermedad tiene esa propiedad porque produce una sacudida en el estado de ser y genera disconformidad cuando hay conflictos internos por resolver. La conversión es respuesta a un estado de falta de satisfacción con las respuestas que se venían dando sobre aspectos esenciales de la existencia, donde Dios juega un papel central.

Cristo nos acompaña en el dolor, no es ajeno a nuestros sufrimientos. De la misma forma que cuando estaba en la tierra, que se compadecía de todo el que sufría, así también se ofrece por cada enfermo. El enfermo puede encontrar en el experimentar la presencia de Cristo la fortaleza, el apoyo, el consuelo y la compresión que necesita. La presencia de Cristo sana, lleva a aceptar la situación de sufrimiento porque ya no es uno sólo el que la enfrenta y es todo un Dios el que se hace solidario con el dolor humano. El sentirse seguro en las manos de Cristo ayuda a disipar temores. Cristo es más fuerte y tiene poder sobre cualquier fuerza negativa que nos aprisione.

Les presento aquí algunas claves ofrecidas por los enfermos que las han vivido, que ejemplifican el valor que tiene la espiritualidad para el que se enfrenta a la enfermedad:

1. Adoptar ante el Sufrimiento Actitudes y Comportamientos Positivos

- *"Aquí, en éste hospital, todos te tratan bien. Es tan importante para resistir la enfermedad y los tratamientos. Uno se encuentra dispuesto a soportar las cosas".*

Ayuda el mantener una actitud de confianza y colaboración con el personal de salud, asumiendo las debilidades y el estado de indefensión en que uno se encuentra, aceptando los trastornos que le toca a uno pasar, practicando la paciencia, no siendo demasiado exigente con el personal ni abusando de los que le acompañan, siendo agradecidos por la preocupación y el apoyo que prestan. Para el personal de salud, el conocer las creencias espirituales del paciente, sus valores y lo que considera significativo en su vida, es una parte importante que afecta a la relación sanadora. No se trata de que el profesional de la salud comparta las mismas creencias que el paciente, sino que valúe la espiritualidad como un componente de la salud integral del individuo. Los profesionales de la salud, los que acompañan, pueden ayudar a experimentar alivio en el paciente por medio de la práctica de la escucha activa, dejando que el paciente se manifieste libremente acerca de sus miedos y sus logros, y compartiendo la fortaleza espiritual.

- *"Desde hace 5 años tengo cáncer en la mama. Noto que cuando me cuido y estoy en paz el cáncer disminuye. Cuando estoy turbada por el miedo o por las circunstancias que vivo en la familia, el cáncer vuelve a crecer en mí".*

Las circunstancias personales del paciente son importantes porque pueden influir en el desarrollo de la enfermedad o en la aceptación de la terapia. Los pacientes y personal de la salud no deben adoptar una actitud pasiva, sino una actitud realista de luchar poniendo todos los medios que existen para aliviar cada circunstancia de la enfermedad y procurar su sanación. Un enfermo deprimido, sin ánimo para enfrentarse a la enfermedad se encuentra con muchos más obstáculos en el camino de la sanación y del alivio. Por ello es importante en el transcurso de la enfermedad la asistencia tanto espiritual como sicológica.

2. Salir de Uno Mismo

- *"Me ayuda el olvidarme de mis problemas y centrarme en el otro. Me doy cuenta de que hay personas que sufren más que yo con esta enfermedad y trato de motivarlas".*

No salir del dolor y del sufrimiento produce una mayor angustia. El enfermo que se encierra en su problema tiende a deprimirse más, en cambio el abrirse a los demás ayuda a superarlo. "El hombre no puede encontrar su propia plenitud si no es en la entrega sincera de sí mismo a los demás" (Juan Pablo II, *Salvifici Doloris*).

- *"Me encuentro con el impulso de hablarle a la gente de la experiencia de Dios que he tenido durante la enfermedad. Me siento con fuerzas para animar a los demás pacientes a librarles de sus miedos y dificultades".*

Se puede dar amor y hacer felices a los demás con muy poco: una sonrisa, un escuchar empático, un aceptar a la persona con lo que está viviendo. El centrarse en el otro ayuda a olvidarse de los problemas propios, a sentirse útil, a dar sentido a la vida, a que dentro de las limitaciones todavía tenemos una misión que cumplir. Cristo, en la cruz, no se puso a sí mismo como centro, más bien se preocupó por el ladrón que tenía al lado, por las mujeres que lloraban y hasta por sus propios opresores.

- *"Yo sé que estos sufrimientos que produce la enfermedad son para algo. A mí me hace más sensible para aceptar a los demás. Sé que a través mío Dios va a ayudar a alguien en algo".*

La enfermedad produce un choque que abre a la persona a ver realidades de las que antes no era consciente o no prestaba atención. Cuando pasamos temporadas de éxito ajenos al dolor, podemos correr el riesgo de llenarnos de soberbia, egoísmo e insolidaridad, no llegando a comprender al que sufre. Sin embargo, el sufrimiento nos recuerda quienes somos, con nuestras limitaciones y vulnerabilidad, y nos acerca al dolor del otro y aceptarlo en sus limitaciones.

- *"Me he encontrado con el Señor en el dolor. Me sentía desamparado, no entendía lo que me estaba pasando y me ofrecí a Él, que hiciera su voluntad, que hiciera lo que quisiese conmigo. Esto me sano. Yo era demasiado cerrado, demasiado metido en mí mismo. Ahora he sido capaz de abrirme, sé cómo relacionarme con los demás, he entrado en contacto con mis sentimientos. Me siento en paz".*

La enfermedad puede actuar como catalizador para que la persona se abra hacia los demás y sea capaz de relacionarse más como persona. Pasa con frecuencia que no pensamos mucho en cómo nos estamos relacionando con los que están más cerca. La enfermedad puede ser un alto en el camino que nos haga reflexionar, examinarnos y cambiar actitudes que no eran muy constructivas.

3. Desahogarse

- *"En los momentos de angustia por los tratamientos, no tengo deseos de vivir y así lo manifiesto, pero quiero que mi familia entienda que es algo pasajero. No deseo la muerte realmente. Siento el apoyo de mi familia y eso me anima a seguir luchando".*

El que sufre necesita desahogarse, dejar que afloren los sentimientos y expresarlos ante alguien que le escuche; es una forma de reducir la angustia. El que escucha con el corazón abierto se convierte en instrumento de sanación, porque da espacio al enfermo para que se abra en confianza y libertad y se sienta comprendido y afirmado.

4. El sufrimiento Ayuda a Madurar

- *"Soy mucho más feliz que era antes. Es que la enfermedad te sacude. Se me han abierto los ojos a las necesidades de los demás, a cosas que antes yo pasaba por alto. Antes sólo me preocupaba por mi éxito personal, el ser bien vista por los demás. Ahora veo que la gente sufre y que he de acercarme al que más lo necesite. Me he reconciliado con mi familia, estamos más unidos que nunca. He recibido muestras de afecto que antes no tenía. Me encuentro mucho más unida a Cristo, me he entregado en sus manos y Él me está dando luz para desligarme de lo material. Ahora hasta me da asco algunas cosas que me mandaban hacer en el trabajo que tenía antes".*

La enfermedad produce una convulsión que remueve las creencias, el estilo de vida que la persona había adquirido, y el enfermo comienza a cuestionarse la forma en cómo se manifiesta a los demás y a encontrar valor a aspectos de su espiritualidad y de su ser más íntimos a los que antes no había prestado atención. Esta experiencia le hace madurar como persona.

- *"Se sufre mucho, pero también se aprende mucho, uno madura como persona. Aprende a valorar a los demás, a tener compasión; siento que todos son mis hermanos".*

Se aprende a valorar el sufrimiento de los demás. Cuando uno tiene buena salud no piensa en que otros están sufriendo y necesitan de comprensión y apoyo. Por la compasión sentimos y sufrimos algo de lo que sufre la otra persona y nos sentimos empujados a ayudarlo y a procurar aliviarlo; nos hacemos solidarios con la ansiedad del otro, su dolor, su miedo.

- *"Con la enfermedad he aprendido a valorar las cosas, a acercarme más a Dios, a preocuparme por los problemas de los demás. Me he hecho más sensible".*

El sufrimiento nos forja, llena nuestro espíritu y nos madura al hacernos vencer dificultades; nos sensibiliza para entender mejor al que sufre. Dice Juan Pablo II "Cuando el cuerpo está gravemente enfermo, totalmente inhábil y el hombre se siente incapaz de vivir y de obrar, tanto más se ponen en evidencia la madurez interior y la grandeza espiritual, constituyendo una lección conmovedora para los hombres sanos y normales" (*Salvifici Doloris*).

- *"Me pase toda la vida trabajando y cuando me jubile no lo acepté y me busque la forma de seguir trabajando, no podía estar sin trabajar. Creo que ahora Dios me ha dado un aviso con la enfermedad, me ha forzado a que me pare y revise mi vida. He comenzado a ver las cosas que realmente importan, dejando de preocuparme por lo material".*

La enfermedad nos obliga a parar la actividad que con frecuencia es excesiva. Esto lleva a la posibilidad de reflexionar, algo que no se hace muy a menudo. La reflexión da oportunidad para revisar actitudes y acciones, puede llevar a replantear la vida y ejercer cambios que hacen madurar.

- *"Yo sufrí un derrame cerebral. Lo pase muy mal, estuve a las puertas de la muerte. Los médicos me dijeron que no sobreviviría y decidieron no operarme. Yo me ofrecí a Cristo, 'que sea tu voluntad, pero si me sanas que no quede con secuelas para poder bendecir tu nombre a los demás.' Y aquí estoy, el sufrimiento me ha enseñado a ser más espiritual. Me di cuenta de que criticaba a los demás, pero lo que en realidad hacía era proyectar mis propias debilidades a los demás. Aprendí a ver mis defectos y a no dejarme llevar por ellos".*

Muchas veces dejamos pasar por alto nuestras actitudes y acciones negativas que impiden una mejor convivencia con aquellos con los que compartimos. A menudo, los demás no tienen más remedio que sufrirnos como somos. El tener visión de los propios defectos es una gracia muy especial que conduce al cambio, a ofrecer algo mejor a los demás. Esto ayuda a crecer como persona. Dice Juan Pablo II "El sufrimiento es también una llamada a manifestar la grandeza moral del hombre, su madurez espiritual" *(*Salvifici Doloris*)*.

- *"Por la enfermedad he aprendido a dejar a un lado la vanidad. Antes me pasaba horas arreglándome y pintándome. Ahora me miro al espejo y me veo tan fea que no merece la pena disimularlo. He aprendido que las personas que me acompañan te quieren lo mismo o incluso más".*

El sufrimiento nos aleja de la falsa vanidad, nos hace ver que el valor de nuestro ser persona se encuentra en nuestro interior, en lo más profundo de nuestro ser, no en las apariencias, por lo que éstas dejan de cobrar importancia. La vanidad hace montar un mundo falso que con la enfermedad se desmorona.

- *"Me he dado cuenta de la importancia que tiene la humildad, somos poca cosa delante de Dios, uno se cree omnipotente y solo se acuerda de Dios en las dificultades. He aprendido a dar gracias a Dios por cada día que me da de vida*

El choque que produce la enfermedad desvela la realidad de nuestro vivir bajo el orgullo, de lo que no somos plenamente conscientes. El descubrir que no dependemos de nosotros mismos libera porque nos dispone a una actitud mucho más receptiva de Dios y de los demás. Empuja a vivir con entereza el dolor, confiar, tener esperanza y seguir amando.

- *"Yo sé que la enfermedad es ocasión para yo crecer como persona. Me ha servido para tener más paciencia, para ser más tolerante con los demás, para desarrollar otras formas de comunicación, para aceptar el ser dependiente".*

El sufrimiento pone a prueba valores de la vida como la generosidad, la paciencia, la capacidad de aguante, la tolerancia. El sufrimiento nos insta a cultivar actitudes como la aceptación de nuestras limitaciones y aceptar a los demás como son y el que es una bendición que ellos ejerzan su caridad.

- *"Yo antes me centraba mucho en lo material, quería tener cosas. Cuando perdí la salud, me di cuenta de que no somos nada sin la salud y aprendí a no depender de las cosas materiales. Las personas ahora me dicen que he cambiado, que la quimioterapia me cambió, que tengo una alegría que ellos no tienen. Me siento libre. Que el Señor haga lo que quiera conmigo".*

Al sentirse vulnerable, al enfermo se le hace más evidente lo pasajero de las cosas materiales y se desapega de ellas, quedándose con lo que realmente es importante. Esto le hace sentirse realmente libre y manifestar alegría, a pesar de las dificultades de la enfermedad, porque la felicidad viene de sentirse participes del plan de Dios.

- *"La enfermedad me ha llevado a valorar lo espiritual. Ahora tengo tiempo para ver y reflexionar acerca del camino espiritual".*

El sufrimiento nos enseña que la felicidad plena no se da en esta vida y que todo lo creado es relativo; nos enriquece y hace crecer espiritualmente, por lo que empieza a cobrar sentido la búsqueda de un camino espiritual que en muchas ocasiones había quedado arrinconado en algún momento de nuestra vida.

- *"En distintos momentos de la vida yo he crecido y decrecido; ahora siento estar en un momento de crecimiento. Yo, como trabajo con niños, siempre he tratado de repartir calma y serenidad. Ahora tengo que hacerlo conmigo mismo".*

Cuando uno está muy enfocado hacia lo externo, puede perder de vista que hay un trabajo interno por realizar, puede ser una forma de escapismo para evitar enfrentarse a una realidad que nos atosiga. Uno da más cuando es auténtico consigo mismo y reconoce en lo que tiene que crecer para ofrecerlo como un regalo.

5. Llenar y Transcender el Sufrimiento con Amor

- *"Gracias te doy Señor, por la grandeza de tu amor. Hiciste tuyo mi dolor, mi enfermedad y me has abierto los ojos al paraíso del Amor, que lo muestras a través de tu presencia en los enfermos y en los que sufren. Señor tuve miedo al principio de mi enfermedad, pero me fui llenando del Espíritu Santo por intermedio de la Santa Comunión y desapareció el temor, porque ahora estoy contigo; te ruego que a los enfermos los ayudes, los protejas, les des el alivio de su sufrimiento. Señor Jesús, en este momento que estoy en el silencio de mi cama y lejos de mi casa, siento lo bueno y lo malo que he sido, lo poco cariñoso con mi señora, lo poco comunicativo con mis hijos y lo apático con todos los que están a mi alrededor, les pido perdón y espero, con Tu ayuda, estar muy pronto junto a todos y poder cambiar toda mi forma de ser".*

El que sufre puede encontrarse con la impresión de no ser amado, de haber sido abandonado por la providencia, pero cuando descubre que Dios le ama más todavía por su condición, la experiencia de este amor se convierte en fuente de sanación. El amor nos libra de la desesperación y de la angustia, llevándonos a la conversión del alma, sobre todo a amar a los seres más cercanos, que a menudo los castigamos o ignoramos con nuestras actitudes, cuando en realidad están a nuestro lado para ser amados.

- *"Estuve a las puertas de la muerte. Los médicos ya habían claudicado. Pero el amor de mi familia me levantó. No podía ser que se repitiese la historia. Mi madre murió de mi misma enfermedad, cáncer de ovarios, cuando yo tenía doce años. Ahora yo iba a morir y mi hija está con doce años. Yo estaba resignada, reuní a mi familia y me despedí haciéndoles prometer que por mi muerte no quería lloros ni lutos, que yo tenía una gran paz y eso era lo único que quería, paz y silencio. El Señor me permitió seguir con vida y he podido comprobar el amor que mi familia siente por mí".*

El ser humano está hecho para amar y el abandono de esta realidad produce un desequilibrio interno y la pérdida de la paz interior. El ser persona está en realizarse, cosa que se consigue únicamente mediante el amor: abriéndose a Dios y a los hermanos. Cuando se ama y se es amado, todo se transforma, hasta se es capaz de acoger con serenidad la propia vulnerabilidad. Según Juan Pablo II "El amor es la fuente más plena de la respuesta a la pregunta sobre el sentido del sufrimiento" (*Salvifici Doloris*).

- *"Anoche he tenido una experiencia muy especial, ¿extraña coincidencia? No. Fue el Señor mismo el que me visitó o vino a mi casa. Estaba desvelada, sin nada de sueño, puse la TV en el canal 57 y me encontré con una masiva adoración al Santísimo y con cantos y oración. Luego Él se paseó por entre las personas, estaba a oscuras, todos le tocaban. Yo no sabía si podía o no ir hacía el televisor y hacer lo mismo. Pensaba, esto está grabado, pero que importa, y me levanté y lo toqué, y fue la última imagen, luego cambiaron. ¡Qué gracia más grande haber participado! Fue un regalo a las 3 AM. Estoy dejando que el Señor me llene de su amor, y no me dejo decaer porque la tentación está siempre presente. Yo soy una persona enferma, preferida del Señor, porque Él se compadece con tanto amor por los que sufren. El conoce el dolor. Te doy gracias por estar conmigo y cuidarme. Lléname de tu Espíritu, con sus dones. Te doy gracias por todo lo que me has dado, bueno y malo, porque Tu sabes porque sucede, para qué es. Señor bendice a mi familia y a mis amigos que están con nosotros siempre"* (María Cristina Escobar).

El enfermo, más que nadie reconoce que es un privilegiado del amor de Cristo y esta experiencia hace trascender el dolor. El amor lo transforma todo, cambia a la persona, la hace más receptiva y más abierta y sensible al encuentro con el otro por lo que la experiencia del dolor deja de ser tan traumática.

- *"Niña con Hepatoblastoma de 8 años la pidió a su madre con insistencia que la regalara una muñeca. Su madre accedió y al día siguiente de tenerla se encontró con otra niña en la calle que la dijo que la gustaría tener esa misma muñeca. No lo pensó dos veces y la regaló la muñeca. Cuando su madre la regañó por lo que había hecho, ella la contestó: "Tú me la diste con amor, yo también se la he dado con amor a esa niña".*

Momentos de amor llenan la vida, más si se trata de un acto de generosidad que viene de un niño. Ellos nos muestran que el amor lo puede todo. El poder del amor libera del encerrarse en uno mismo, de pensar que uno ya ha dejado de poder ayudar a otros por la condición que padece. Cuando uno deja de amar y de donarse a los demás siente que está perdiendo su ser persona; por ello, nunca hemos de dejar que muera el amor en nosotros.

6. Redención

- *"Yo nunca me he preguntado por el porqué de esta enfermedad, trato más bien de ofrecerla por el bien. Ya ha producido el primer fruto en mi familia. Les ha acercado a la Eucaristía, que estaban muy alejados desde hacía mucho tiempo".*

El ofrecer la enfermedad por la conversión de las almas pone a la persona en relación íntima con Dios, lo que restablece la paz interior. La fe permite al ser humano acercarse al secreto del sufrimiento y liberarlo de la desesperación, entendiendo que se puede utilizar el dolor para hacer surgir el bien. Detrás de cada dolor ofrecido se halla el dar gloria a Dios y el unirnos a la bendición que se derrama de la entrega de la vida que hizo Cristo en la cruz por amor, haciendo suyo el dolor humano para elevarlo a una forma de oración.

- *"Cuando me diagnosticaron el cáncer, yo no tuve ningún miedo ni me rebelé. Creo que fue porque ofrecí mi enfermedad por mi familia, por mis hijos, por los que me rodean".*

El ofrecimiento de lo que uno sufre por el otro ejerce un efecto sanador, ya que fortalece espiritualmente, da sentido al dolor, es signo de generosidad, de que se está dando vida y somos vida. El dolor por el dolor, en cambio, no conduce a ninguna parte, es angustiante en sí mismo.

- *"Cuando mi marido murió de cáncer, me avisaron a mi casa porque yo no estaba con él en ese momento. Me acerqué al lecho de muerte y sentí como una voz del cielo que decía: 'El Señor es mi pastor, nada me falta'. Este fue mi punto de conversión. Yo no era religiosa ni conocía este salmo, ni me interesaba la Biblia. Sin embargo, mi marido si era Católico y había querido siempre que fuese bautizada. A los dos días de la muerte de mi marido, una amiga me invitó a la Iglesia y me comencé a preparar y fui bautizada. Ahora nadie me puede quitar la fe que tengo".*

En muchas ocasiones, el camino de la redención obra en el silencio, sin que la persona sea testigo en vida de la semilla plantada; Dios obra por caminos insospechados. Sabemos que Cristo es el que nos redime y por ello todos nuestros ofrecimientos hemos de ponérselos en sus manos. El sembrador siembra y la semilla puede crecer en cualquier momento, pueden ser otros los encargados de recogerla. El enfermo actúa en muchas ocasiones como sembrador, como instrumento de evangelización.

- *"Para mí es un don del cielo el recibir la terapia en Semana Santa, porque así me parece asemejarme y unirme a los padecimientos de Cristo".*

Cristo ha elevado el sufrimiento humano a nivel de redención. Su cruz en Semana Santa se constituye en el centro revitalizador del mundo. Para Juan Pablo II la frase de San Pablo en Colosenses 1,24: "En mi carne yo completo lo que falta a los sufrimientos de Cristo" implica que el que sufre se pone en la situación de ser prácticamente corredentor con Cristo, sin que esto implique que los sufrimientos de Cristo no fueran suficientes (*Salvifici Doloris*).

- *"Mi sobrino de siete años me sorprendió con una visión que él tuvo. Mirando a Cristo en la cruz con la corona de espinas le escuchó a Cristo claramente decirle: "Francisco, sácame una espina de la corona".*

El colaborar con Cristo en la redención significa que nos unimos a Cristo en la cruz y por tanto contribuimos a que su sufrimiento sea menor. Las espinas clavadas en su cabeza, los latigazos que recibió, los clavos que desgarraron sus manos y pies tienen cada uno un valor redentor, nos perdona de cada pecado cometido por todos los seres humanos en todos los tiempos. Cada vez que cometemos un pecado por falta de amor, contribuimos al dolor de Cristo en la cruz.

- *"La experiencia del sufrimiento es un misterio. En el postoperatorio, aunque estaba sedado con morfina recuerdo que en una ocasión desperté y miré al crucifijo que tenía delante. No estaba encima de la cama sino enfrente, de modo que el enfermo pueda verlo. Yo miré a Jesucristo y le decía que estábamos iguales: con el cuerpo abierto, con los huesos doloridos, solos ante el sufrimiento, abandonados, en la cruz...Yo me fijé en mí y me rebelé. No lo entendía. Dios me había abandonado. No me quería. Y de pronto recordé las palabras que desde el cielo Dios-Padre pronuncia refiriéndose a Jesucristo el día del Bautismo y posteriormente en el Tabor: 'Este es mi Hijo amado', 'mi Predilecto'. Y el Hijo amado de Dios estaba colgado frente a mí en la cruz. El amor de Dios crucificado. El Hijo en medio de un sufrimiento inhumano. Entonces reflexioné: si me encuentro en la misma situación que El, entonces 'yo también soy el hijo amado y predilecto de Dios'. Y dejé de rebelarme. Y entré en el descanso. Y vi el amor de Dios. La razón humana no encuentra sentido al sufrimiento, no tiene lógica. Sólo mirando al Crucificado el hombre entra en la paz que el sufrimiento le ha robado. Pues con el dolor y el sufrimiento el hombre pierde la capacidad de razonar y la voluntad Y ya está perdido, le han vencido, ha dejado de ser hombre. Pero el sufrimiento y la resurrección de Cristo nos ha hecho hombres nuevos".*

El sufrimiento es difícil de entender y de explicar, pero Cristo sale al encuentro de cada persona que sufre, llenando el vacío del sufrimiento con el sentido del amor redentor. Cristo por amor ofreció la cruz por la santificación de las almas. El enfermo se une al sacrificio de Cristo ofreciendo su dolor, su adversidad, también por amor. Dice Juan Pablo II "Todo hombre tiene su participación en la redención. Está llamado a participar en ese sufrimiento por medio del cual todo sufrimiento humano ha sido también redimido" (*Salvifici Doloris*).

7. Orar

- *"Por la enfermedad me he acercado más a Dios. He descubierto el valor de la oración. Ahora oro en cualquier sitio cuando lo siento. Cuando estaba sano no le daba ni un minuto de tiempo a Dios, sólo me dedicaba al trabajo y mi familia. Ahora miro a la cruz y comprendo lo que sufrió Cristo y el amor que nos mostró. Nosotros le clavamos más los clavos con nuestros pecados y nuestra indiferencia, en vez de sacárselos".*

La oración para el creyente es un medio de sentir fortaleza dentro de la debilidad. Orar es descubrir dentro de nosotros mismos al Dios que nos ama con su fuerza salvadora. Para orar no hacen falta muchas palabras, se trata más bien de un ofrecimiento que ocurre a nivel del espíritu. Al ofrecerse, el enfermo sale de sí mismo, deja de enfocarse en la enfermedad y en los problemas que genera para enfocarse en algo que dé sentido a su existencia. Por la oración el enfermo se siente reconfortado, se vacía de angustias internas y se ofrece a Dios.

- *"Tengo tanta necesidad de orar que a menudo me levanto en medio de la noche y oro de rodillas en frente de un Cristo que tengo en mi habitación".*

Con frecuencia, el enfermo experimenta la necesidad de orar con mucha más fuerza que la había tenido nunca. Hay un incremento de la relación con Dios que no hay que atribuírselo al simple buscar a Dios como tabla de salvación, sino a un deseo de sentir la presencia sanadora de Dios que reconforta en la enfermedad. La oración se vuelve más vivida, más sentida, más auténtica.

- *"Nunca había orado en mi vida, sin embargo ahora con la enfermedad, converso a menudo con Dios".*

La enfermedad puede llevar al enfermo a experimentar por primera vez el beneficio de la oración. Ayuda a que se dé este paso, el que haya asistencia de alguien experimentado en la oración que lo acompaña en la enfermedad, siempre respetando que cada persona puede tener su propia forma de orar y la misión del que acompaña es unirse a la oración del enfermo.

- *"El silencio me ayuda, converso con Dios y me desahogo. El me da respuesta a mi angustia".*

A Dios se le escucha en el silencio. En el mundo ajetreado que vivimos se hace difícil hacer silencio. La enfermedad al separarnos del mundo cotidiano que nos absorbe, puede ser ocasión de encuentro con Dios. El silencio hace brotar la oración porque es ahí donde podemos escuchar la voz de Dios, cuando desaparecen los miedos, las preocupaciones, los pensamientos inútiles y negativos, las obsesiones, cuando nuestro espíritu se une al de Cristo en oración.

- *"La oración me ha dado una gran fortaleza para soportar la enfermedad, especialmente el apoyo de tanta gente. Mis alumnos, tanto Católicos como de otras Iglesias han hecho cadenas de oración en sus Iglesias. Uno da y recibe el ciento por uno".*

-*"Tenía mucho miedo a la operación de extracción del tumor, pues podía afectarme al corazón y a mi diabetes. Sin embargo, el poder de la oración es muy fuerte, el saber que tantas personas de la parroquia estaban orando por mí, me dio confianza. Ese día tuve la impresión de que todo iba a ir bien, al llegar al hospital lo primero que me encontré fue al sacerdote de la parroquia, que me dijo que iba a haber una misa y me iban a poner en las peticiones. Yo no tenía intención de pasar por la capilla, pero como tenía un poco de tiempo fui a orar antes de la operación. Después, el médico me dijo que estaba sorprendido de que todo hubiera salido tan bien, no era normal que el tipo de tumor que yo tenía se hubiera encapsulado, por lo que fue fácil extraerlo y no iba a ser necesario ni quimioterapia ni radioterapia".*

La oración comunitaria, sea en la cercanía o en la distancia, comunica una gran fortaleza. El paciente se siente amado y protegido por la comunidad que no lo abandona. Hay una comunión espiritual que transciende el tiempo y el espacio. Con frecuencia se da un sentido ecuménico en la oración, las diversas comunidades se solidarizan cuando se trata de apoyar al que sufre.

- *"He orado mucho, la oración es lo único que me hace bien. He comprendido que Dios es grande y me infunde respeto. Dicen que los hombres son fuertes, pero yo he llorado mucho en la oración".*

Por la oración, el enfermo se desahoga ante un Dios misericordioso que le escucha y le comprende mejor que ninguna otra persona. La oración libera de centrarse en el propio dolor y sufrimiento para convertirse en donación de uno mismo, en confianza y seguridad de estar siendo escuchado, en reconocer que dependemos de Dios.

- *"Cuando mi cuerpo es colocado para recibir radioterapia yo me pongo en oración, entrego todo mi amor pensando en personas que son importantes para mí como mis nietos".*

La oración intercesora tiene el efecto de dar sentido a situaciones que pueden ser estresantes para el enfermo y al mismo tiempo desvía la atención hacia algo positivo para convertirse en cooperador con Dios. La oración del enfermo tiene poder, se une a la misericordia de Dios, a la cruz de Cristo, que libera de ataduras.

- *"Si no fuera por los consuelos espirituales, no sé cómo podría resistir la enfermedad de mi marido, me volvería loca".*

También la oración comunica fortaleza y libera de temores a la familia y al que acompaña en general, que a menudo experimenta aún con más fuerza que el enfermo la angustia de pensar en el curso que podría tomar la enfermedad. De esta forma el miedo se convierte en esperanza.

- *"Yo tengo mucha fe en el poder de la oración. Hace 6 años, siendo yo Jefe del Departamento de Ingeniería de Computación, a un estudiante nuestro le diagnosticaron cáncer terminal al tener metástasis en la garganta, el pulmón y el estómago. Los médicos no dieron ninguna esperanza. Organicé una cadena de oración y este muchacho milagrosamente salió del cáncer y ahora está ejerciendo. Hace dos años me tocó a mí, cuando me dieron la noticia lo acepté y no tuve ningún miedo. Tengo un cáncer abdominal, los médicos me dijeron que era un cáncer altamente maligno y que no viviría mucho tiempo. Pero tengo mucha fe y le pedí al Señor que me dejase vivir por 15 años para poder ver a mi hija de 11 años con carrera. El Señor es grande conmigo, pues inexplicablemente para los médicos y a pesar de que no se me pudo aplicar terapia porque rechacé el catéter, mi cáncer no ha crecido y ha perdido en malignidad. En el último diagnóstico, los médicos me han dicho que puedo vivir de 10 a 15 años, justo lo que necesitaba".*

El carácter sanador de la oración va acompañado necesariamente de la fe. Vemos en los Evangelios que Cristo siempre pedía al enfermo que sanaba, que diera testimonio de su fe

("Jesús les tocó los ojos diciendo: 'Hágase así, tal como han creído'. Y sus ojos vieron" Mateo 9, 29).

- *"Yo cada vez que recibo la terapia me pongo en oración, hago como un pequeño retiro. Luego noto que mi cuerpo la recibe sin apenas daños, me encuentro bien".*

La oración ayuda a disponerse con fortaleza ante la dificultad y a perder el miedo a los efectos que pueda causar el tratamiento o la enfermedad, ya que comunica confianza, nos dispone a ponernos en la presencia de un Dios que nos abraza en el dolor, prepara al cuerpo para ofrecerlo libre de tensiones.

- *"Creemos mucho en la oración. Mi marido se preocupó tanto por mí que salió a la calle y le pidió a un pobre que pidiese por mí, porque dicen que ellos se encuentran muy cerca de Dios".*

La oración une a las personas, aunque sean desconocidas, los lazos espirituales rompen toda barrera para unir a los seres humanos por el amor de Dios. Es por la comunión de los santos que esto es así. La santidad es una condición que se vive cuando nuestro espíritu se une al de Cristo y se constituye en ofrecimiento que es extraordinariamente comunicativo, se transforma en oración pura que unifica, sin mezcla de pensamientos que distraigan.

-*"Oré con mucho fervor intensamente por mi hermano, de la noche a la mañana le diagnosticaron un cáncer terminal y además se le declaro tuberculosis. Me dijeron que mi hermano no tenía remedio, llevaba un mes en coma, que no había porqué pedirle a Dios que lo dejara, mejor era que se lo llevase. Yo, sin embargo, les dije a mis hermanos que la hora de partida la decide Dios, yo iba a orar por él para que si se le necesitaba todavía en la tierra, Dios le sacara del coma, pero si era su voluntad llevárselo, se lo llevara. Me pasaba horas al lado de mi hermano cogiéndolo de la mano y orando. Un día tuve una visión, miré el techo y vi una mano extendida como bendiciendo, esa mano continúo todo el tiempo hasta la mañana, la vio también mi hermano y se lo dijimos a la enfermera y también la vio. Dijo, "esa es la mano del Señor". Al día siguiente mi hermano salió del coma y hoy día está bien, llevando una vida normal. Su médico no se lo quería creer".*

La experiencia de oración establece una relación de confianza que unido a la fe tiene un gran poder sanador, especialmente cuando uno no se puede sostener por sí mismo.

- *"No puedo rezar, hay algo que me lo impide; sin embargo, converso con Dios a menudo".*

Muchos enfermos experimentan una sequedad en la oración vocal de manera que les cuesta mantenerla. Sin embargo, se incrementa el diálogo que nace del corazón. Yo diría que experimentan un avance en la intimidad con Dios y que en el proceso encuentran una resistencia. La oración es algo más profundo que el mero repetir palabras, es más bien un diálogo con Dios que nos transforma. Por nuestra parte se requiere un silencio y abrir el espíritu para poder escuchar la comunicación consoladora y el toque sanador de un Dios que nos ama.

- *"La enfermedad ha fortalecido a mi matrimonio. Por primera vez estamos orando juntos y siento a mi marido más cerca".*

En la vida cotidiana se deja de lado en muchas ocasiones la oración en común como matrimonio y familia, oración que es fuente de unidad y fortalece en Cristo. Cuantas gracias se pierden por la indiferencia que mostramos en las cosas de Dios; hace falta un remezón, como es la enfermedad, para que nos demos cuenta de esta realidad.

- *"Hoy elevo mi alma a Ti... Hoy elevo mi alma a tu canto, por qué nada es mío en mí, necesito de mi desierto para encontrarte en el silencio, hoy quiero sentir que esta angustia no debe seguir, no debería ser, pero está y es mía... aunque acompañada de Ti se hace más aceptable. Señor mi todo, él único que conoce mi infinito en mí, Tú el que sabe dónde estoy, déjame estar entre tus brazos, rodéame de tu voz, dame el silencio de la soledad quiero sentir que no estoy más donde solo quiero estar, déjame ser egoísta y cerrar mi voz..... Déjame cerrar mis ojos y no ver lo que no quiero que graven mis pupilas, déjame cerrarme ante el dolor de no tener la solución para dejarme vencer... quiero tu abrazo, quiero esconderme en tus llagas, así mi Señor quedarme quieta y sé que nada me afectara por qué tu estarás conmigo y nadie más......."* (Myriam Villagran).

La oración del enfermo brota libre, auténtica, como un poema de amor y dolor, expresión más viva de la experiencia íntima, en que nada puede consolar excepto la presencia amorosa de un Cristo llagado que participa del dolor humano, sin intromisiones por las flaquezas humanas o por la falta de confianza.

8. Presencia de Cristo

- *"La semana antes de que me diagnosticaran la metástasis de mi cáncer tuve un sueño. Yo entonces no tenía ningún síntoma, ni sabía que el cáncer estaba creciendo. Me desperté por la noche llorando y vi a Cristo sentado a mi lado en la cama y me señaló un crucifijo en la pared. Era este un crucifijo que yo había quitado de mi habitación. Cristo me estaba indicando que aceptara la cruz. Esta experiencia me ha servido para aceptar mi enfermedad, ahora me siento más cerca de Dios, desligada de lo material".*

El enfermo puede encontrar en el experimentar la presencia de Cristo la fortaleza, el apoyo, el consuelo y la compresión que necesita. La presencia de Cristo es sanadora, lleva a aceptar la situación de sufrimiento porque ya no es uno sólo el que la enfrenta, sino que lo hace acompañado de un Dios que comprende lo que es nuestro sufrimiento y se hace partícipe de él.

- *"Justo antes de recibir la noticia de que tenía metástasis, la noche anterior me desperté llorando y vi a Cristo sentado a mi lado en la cama. Después lo he visto repetidamente, se me ha presentado con su corona de espinas. Pero cuando trato de visualizarlo de nuevo, no puedo, se desvanece".*

Cristo nos acompaña en el dolor, no es ajeno a nuestros sufrimientos. Su presencia no tiene porqué ser mediante imágenes que se da de forma extraordinaria, se le siente más bien a nivel del espíritu de una forma íntima y cercana porque está en nuestro interior. El no verlo en imagen no significa que nos haya abandonado. Su presencia puede sentirse de forma constante y se da a nivel del espíritu.

- *"Hay días, como hoy, en que amanezco bien, pero mi espíritu llora. Durante la misa por TV vi el Evangelio del paralítico en que sus amigos le ayudan a llegar a Jesús para que lo sane. Me veía yo misma ayudada con tanta oración para llegar a Él. De pronto cerré los ojos y vi un hoyo en el techo de una casa, quizás la mía, y una luz que penetraba con sus rayos y sobre ellos la figura del Padre. Sentí que fuera de Él había más personas. Fue muy rápido. Me emocioné y me di cuenta que con un poco de fe, ojala mucha, el Señor se manifiesta. Luego, extendí mis manos pidiéndole a María que me consolara y ayudara. Sentí que ella lo hacía y que está conmigo, a pesar de mis dudas o poca fe"* (María Cristina Escobar)

Cristo, junto con el Padre y el Espíritu Santo, e incluso María, se hace presente en forma viva en la enfermedad y el dolor, es ahí donde se hace manifiesto con más fuerza su amor misericordioso, ya que experimentó en su carne el dolor humano y su dolor se une al del enfermo para ser fuente de gracias. La lectura contemplativa del Evangelio nos puede ayudar a hacer más presente el Cristo que llevamos dentro.

- *"He visto tanto al maligno como al Señor. El maligno no es como lo presentan, es un joven apuesto; yo tenía mucha fiebre cuando se me apareció y le pedí al Señor que me lo quitara. El Señor se me apareció como una fuerza que pasaba por mi cuerpo y me daba energía; eso me dio fuerzas para salir de una situación cercana a la muerte".*

El sentirse seguro en las manos de Cristo ayuda a disipar temores. Cristo es más fuerte y tiene poder sobre cualquier fuerza negativa que nos aprisione. El miedo muchas veces paraliza, impide ver bien nuestra condición y sobre todo la fuerza interior que emana de Cristo, para poderse levantar cuando uno cae.

- *"Estuve a las puertas de la muerte, yo quería tener ánimo pero no podía sobreponerme, hasta que una noche se me aparecieron Cristo y la Virgen, me dieron ánimo, me cogieron de la mano y me dijeron: "Pronto conseguirás lo que quieras". Esta impresión me dejo grabada la confianza en Dios y me dio fuerzas para seguir adelante, a pesar de que había sido diagnosticada con un cáncer terminal".*

La Virgen María, que acompañó a Cristo en los momentos más difíciles de la cruz, comprende muy bien nuestros sufrimientos. Ella es la primera corredentora y se une con Cristo a cada sufrimiento humano, demostrando así su profundo amor. Como madre, María sufrió en su propia carne los dolores de Cristo y conoce las flaquezas que nos pueden tumbar, pero también la perseverancia y la convicción de que el amor lo puede todo.

9. Vivir una Paz Interior

- *"Siento una paz extraordinaria, como si hubiera cruzado a otra región; me siento como si estuviera en un valle lleno de flores y yo sentado en medio. No tengo ningún miedo y estoy dispuesto a lo que Dios quiera hacer conmigo. Mi familia no se quiere creer que yo sienta tanto ánimo; es como una contradicción, hacia fuera lo que aparece es que casi no puedo respirar y tengo dolores, pero por dentro siento una gran paz".*

Sentirse en paz libera de miedos y angustias y ayuda a enfrentar los rigores de la enfermedad. El miedo, en cambio, paraliza y hace a las personas impotentes. La paz se puede sentir a pesar de las dificultades físicas y dolores de la enfermedad porque es una condición espiritual, es un don del amor misericordioso de Cristo que nos hace sentir bien, apoyados, confiados, seguros de su amor, que es lo más importante. La paz es diferente de la tranquilidad, que se manifiesta solo cuando no se experimentan adversidades. El enfermo puede estar pasando por grandes tribulaciones y sin embargo sentir la paz del espíritu.

- *"La enfermedad me ha dado una paz espiritual que antes no tenía. He aprendido a apreciar las cosas espirituales y a no depender de las materiales. Veo a mis compañeros que discuten sobre cosas banales".*

La paz es fruto de sentirse realizado como persona, satisfecho de haber cumplido, con un sentimiento de plenitud. El enfermo tiene la capacidad de desprenderse de sus preocupaciones y angustias personales. Esta experiencia le lleva a experimentar una paz interior que antes no tenía.

- *"Me sentí muy mal, estuve a punto de morir. Pero en medio de tantos dolores, me sentí en paz; sentí como que Cristo me llevaba de la mano y que todavía no había llegado mi hora, a pesar de que ya estaba entregada".*

El enfermo es testigo ante el mundo de que hay Alguien que le llena el corazón y por ello irradia paz, como nos ha compartido Juan Pablo II, quien también paso por el dolor de la cruz de la enfermedad "El sentido salvífico del sufrimiento desciende al nivel humano y se hace, en cierto modo, su respuesta personal. Entonces, el hombre encuentra en su sufrimiento la paz interior e incluso la alegría espiritual" (*Salvifici Doloris*).

- *"Me encuentro más en paz, antes era muy alterada y demasiado metida en mi trabajo".*

El cambio de actividad, el reencuentro con uno mismo al tener más tiempo para sí lleva a sentirse en paz, ajeno a un mundo que corre demasiado ocupado por preocupaciones económicas, familiares y por el trabajo, que a menudo es agobiante y a veces hasta esclaviza.

- *"Me canse de luchar contra la enfermedad. Descubrí que ofreciéndome y aceptando la voluntad del Padre recuperé la paz que había perdido".*

La aceptación lleva a la paz y a recuperar energías para enfrentarse a la enfermedad en vez de emplearlas en el rechazo de la misma. La paz está unidad a la aceptación de la voluntad de Dios para cada uno, no somos dueños plenamente de nuestra vida sino servidores de la vida en la condición en que nos encontremos.

10. Vivir la Enfermedad con Esperanza y Confianza

- *"Yo nunca he renegado de la enfermedad. Acepto la voluntad de Dios. Tengo una gran confianza. Cada vez que me acerco a la quimioterapia o a la radioterapia me ofrezco: 'en tus manos me encomiendo Señor".*

El sufrimiento no tiene la última palabra. Este puede ser vivido con la esperanza de un bien mayor, con la confianza de que tenemos un Dios providente que nos cuida y no nos deja abandonados. El saberse seguro de la protección divina ayuda a librarse de la angustia y la desesperación.

- *"'Aunque ande en valle de sombras de muerte, no temeré mal alguno, porque tu estarás conmigo; tu vara y tu cayado me infundirán aliento'. Con este salmo 23 logré soportar mucho dolor y angustia. Con El en la confianza y entrega caminaré. Cuán difícil es la vida cuando nos enfrentamos a la enfermedad. Señor, ¿para qué esto? ¿Qué quieres de mí? He pasado por valles de dolor y angustia de llanto. Pero Él está conmigo, sino como iba a resistir. Me cuesta aceptar que esto que me pasa pueda llevarme de vuelta a la casa del Padre. Si te amara tanto lo desearía, pero no es así. Quiero vivir un poco más. Señor, dame nuevamente el don de la vida y de una vida en abundancia espiritual. Poder hacer lo que nunca hice. Compartir con los enfermos. ¡Cuán abandonados de compañía están! Lo he sentido, lo conozco. Dame valor para hacer tu voluntad"* (María Cristina Escobar)

Hay que creer en la bondad y en el poder de Cristo a pesar de las apariencias y dificultades. La esperanza no es una fuga de la realidad dolorosa, sino que lanza a vivir el amor en el presente, en las circunstancias concretas de la vida, lleva a tener paciencia y perseverar sin ceder al desánimo en las dificultades.

-*"Los médicos me han dado confianza en salir adelante. Me han dado muchas explicaciones que yo puedo entender".*

Es fundamental para el paciente el sentirse confiado en el personal médico tanto en su capacidad como en su sinceridad al comunicar las cosas. El paciente necesita sentirse seguro de que está eligiendo el mejor tratamiento posible y entender lo que está ocurriendo. El saber libera de ansiedades.

- *"He comprendido que debo luchar con esperanza por mejorarme y tener confianza, pero al mismo tiempo aceptar la voluntad de Dios".*

El ponerse en las manos de Dios no significa tirar la toalla, se continúa con la misma lucha y confianza en salir adelante, pero con la humildad de reconocer que Dios es el que tiene la última palabra. "Padre si quieres aleja de mí esta copa de amargura, pero no se haga mi voluntad sino la tuya" (Lucas 22, 42). El que acompaña puede ayudar a alimentar la esperanza del enfermo comunicando confianza, lo que se constituye en un factor terapéutico de gran importancia.

- *"Mi hijo de 10 años es muy especial. Él es el que nos da ánimo a todos. Nos dice que tengamos confianza, que él va a salir bien de todos los tratamientos. Cada día ora y lee la Biblia y luego me la comenta".*

La esperanza y confianza en un Dios solicito genera alegría Como persona, una división en el corazón, la desconfianza en el médico o en la terapia, causa angustia, deprime, lo que disminuye nuestras fuerzas. En cambio la esperanza genera un dinamismo interior que hace enfrentar la debilidad.

- *"Sé que mi enfermedad es un don del cielo. Cuando se está enfermo es difícil dar las gracias, pero yo lo hago cada día por darme un día más de vida, por poder compartir con mi esposa y mis hijos. Sólo pido porque mi compartir sea con alegría".*

El ser agradecido se da en un clima de esperanza y confianza por saberse seguros de la bendición divina en toda circunstancia. Se trata de entregarse a su voluntad, la esperanza no consiste en ser tozudo contra todo pronóstico médico sino en una entrega confiada que deja el espíritu libre de toda atadura para esperar en el amor de Dios unidos a su voluntad para con nuestra vida.

- *"Yo le entrego a Dios mi enfermedad, mis dolores, el no poder estar con mi nieto. Sé que estas cosas hay que entregarlas. Tengo una gran fe".*

La fe lleva a la generosidad en la entrega de lo que uno es a Dios. La confianza en el médico tiene un gran poder terapéutico, ningún enfermo que no crea en su propia sanación puede enfrentarse a los rigores de la terapia. La fe en Dios añade la seguridad de su protección en la dificultad.

- *"Hoy me pregunte ¿qué es la fe para mí?.. Y miré tu imagen y sonreí, en mi corazón solo salió una palabra..."AMOR". La reconocí postrada en la cama de un hospital, sabía que estaba pero no advertía su magnitud en mí, fue como ir cayendo en un túnel sin fondo, pero ya sabía que al final había alguien esperando por mí.. No solo bastaba decir "creo" sino que era vivirla desde mi interior, vivirla con convicción. Y en ese momento entendí que la Fe no se siente, se vive. Todo a nuestro alrededor está lleno de signos que nos hablan de la presencia del Todopoderoso, más la vivencia íntima con el supremo es algo personal, y así trasciende a nuestros sentidos. Por eso mi Fe esta sostenida por el amor...¡¡¡el amor de mi Señor!!!...."* (Myriam Villagrán)

La fe está sostenida por el amor, ¡qué gran sabiduría!, sólo experimentando íntimamente la fe puede llegarse a esta gran verdad, porque la fe transforma y nos une con Cristo ungida por el amor. La fe es un infuso y si nos dejamos tocar por su gracia crecemos en el conocimiento de cómo ve Dios las cosas, nuestra vida, nuestra misión para con El, que puede quedar postergada si no la conocemos. El enfermo encuentra que en su condición es instrumento de la misión de Dios.

11. Fortaleza

- *"Yo era muy soberbia. Creía que todo lo podía hacer por mí misma y mantenía una posición agnóstica. Cuando tuve cáncer de útero me revelé contra Dios, le insultaba incluso delante de los demás, le regañaba: 'Si realmente existes porque me pones en esta situación'. Pero Dios me hizo caer del caballo como a San Pablo, me dejo exhausta y desahuciada, no podía luchar más. Estuve a las puertas de la muerte. No pude hacer otra cosa sino entregarme a la voluntad de Dios y una luz me penetró y me sano espiritualmente y de ahí pude salir de mi estado de enfermedad. Me hice cristiana y ahora ayudo a alcohólicos y drogadictos a salir de su adición por medios espirituales. Sin embargo, Dios me ha seguido dando palos; he estado varias veces a las puertas de la muerte, he estado a punto de quedarme paralítica, pero siempre he salido adelante. Siento como una fuerza interior, como una luz que me mueve a continuar viviendo y a seguir siendo instrumento de servicio para Cristo. El mayor palo ha sido el último. Me he enterado de que mi propio hijo es alcohólico y drogadicto, el me lo había ocultado por 4 años y yo no me había dado cuenta. Él se me acercó para pedir ayuda profesional, no espiritual. No sé lo que Dios me quiere decir con esto, pero yo me mantengo firme por la fe que El me infundió".*

Ayuda el mantener la fortaleza, siendo libres y superiores al sufrimiento cuando éste llega. La oración, el apoyo de los demás, el sentir la presencia de Dios fortalece al enfermo. Por el sufrimiento, el enfermo se abre a Dios que le da fuerzas donde él no las tiene. Como nos comparte Juan Pablo II: "Dios ha demostrado querer actuar especialmente por medio del sufrimiento, que es la debilidad y la expoliación del hombre, y querer precisamente manifestar su fuerza en esta debilidad y en esta expoliación" *(Salvifici Doloris)*.

- *"El enfermo tiene más fortaleza que los que lo acompañamos. A nosotros se nos cae el alma al verlo, pero el parece sobrellevarlo con gran aceptación".*

El enfermo aprende a no dejarse vencer por las dificultades, a sacar fuerzas de flaqueza, a llenarse de esperanza, a tener la confianza de que posee las herramientas para salir adelante. Lo contrario es declararse vencido, claudicar. El que lucha encuentra sentido en el luchar. El enfermo es capaz de comunicar fortaleza y esperanza a los demás porque la experimenta en su debilidad, al echar mano de la energía de su espíritu.

- *"He aprendido a ser fuerte para mí misma, me sorprendo de cómo puedo sobrellevar la enfermedad, nunca creí que fuera capaz. Me siento más en paz que nunca, ya no me enojo tan a menudo como antes, acepto las cosas como son. Acepto el que los demás hagan las cosas por mí, he entendido que no soy el Dios de nadie"*

La fortaleza se une a la humildad y genera paz al saberse auténtico en nuestra relación con Dios y los demás. Nuestra fortaleza viene de Él, hasta la persona con la mayor fuerza de voluntad puede derrumbarse en un momento determinado y se requiere humildad para aceptar la gracia de Cristo que nos tiende una mano, como se la tendió a San Pedro cuando se hundía en el mar de Galilea.

- *"Yo antes era muy miedosa, me imaginaba que si a mi hija le ocurriera algún accidente, yo me iba a dejar morir. Pero vino el cáncer de mi niña y he aprendido que Dios te comunica fortaleza y que tengo que cumplir mi deber de estar con ella. Al principio creí que Dios me castigaba, la enfermedad de mi hija me vino como un rayo fulminante. Pero ahora sé que no es ningún castigo. He madurado en paciencia y me he acercado mucho más a Dios; ahora lo necesito. Antes iba muy poco a misa, pero ahora me desespero si no puedo ir en la semana. Yo espero que mantenga siempre esta necesidad de estar con Dios. Yo visito frecuentemente a otros enfermos en el piso y les animo a que tengan fe. Aquí hay mucho dolor y mucha angustia, que alguno se lo callan".*

La familia también necesita recurrir a la gracia para fortalecerse. Una situación que genera gran angustia y ansiedad es cuando el cáncer se da en un niño pequeño. No hay mayor dolor que el que sufre una madre o un padre por su hijo y sin embargo, precisamente por ello, el amor que manifiestan se hace mucho más fuerte.

- *"Un esfuerzo más. Sentir ganas de abandonar es una muy buena señal de que uno realmente está haciendo progresos. Así que, por todos los medios, sigue. Por qué en este momento sentirás que realmente Dios está en ti. En algún momento alcanzarás el punto en el cual sólo un intento más, un último esfuerzo, Qué pena sería abandonar justo cuando estabas llegando a ese punto. Qué pena sería si tú te dejas abandonar. No puedes saber en qué desembocará el próximo esfuerzo, porque el futuro no está basado en el pasado. Ese sentimiento de querer abandonar está basado únicamente en el pasado, un pasado que en realidad ya no tiene importancia. Lo que importa ahora no es dónde has estado sino hacia dónde estás encaminándote. Y viéndolo desde esa perspectiva, abandonar no es, sencillamente, una alternativa posible. Sino será la oportunidad que nuestro Señor te está dando para volver a sus brazos, para sentirte de nuevo su hija o hijo y decirte acá estoy contigo en este cambio en esta decisión. Siempre se alcanza lo que quieres después de un último esfuerzo. Estás recorriendo el camino hacia ese punto, y bien podrías estar ya allí, listo para hacer ese último esfuerzo. Así que sigue avanzando, sigue intentándolo, no importa lo que haya pasado antes. En algún lugar allí adelante está ese último esfuerzo, el que te va a llevar hasta donde deseas estar, por qué así sentirás que vale la pena el cambio"* (Myriam Villagrán).

Es difícil de imaginar cuanto esfuerzo requiere la entrega del día a día en el proceso de la enfermedad. Esta dificultad se transforma en ofrenda en el contacto con el Dios del amor, con Cristo que ofrenda su vida junto a la nuestra "Venid a mi todos los que estáis cansados y agobiados, que yo os aliviaré. Carguen con mi yugo y aprendan de mí, que soy paciente humilde de corazón, y sus almas encontrarán descanso" (Mateo 11, 28-29). ¡Qué consuelo es para el enfermo saber que no está solo!, hay alguien que nos acompaña que es más fuerte que todas las cargas por muy pesadas que éstas sean.

- *"Cuando más débil estaba, que no podía levantarme, sentí como unas manos dentro de mí que me empujaban y me daban ánimo para seguir adelante. Me resulta difícil de explicar, pero me hizo sacar fuerzas de flaqueza".*

El ser humano tiene recursos internos para sobreponerse en situaciones de extrema debilidad; como aparecen las fuerzas puede resultar un misterio, pero hay un Cristo en cada enfermo y de El brota la fuerza de Dios de la gracia infinita, sus manos nos sostienen cuando las fuerzas se acaban.

- *"La fe me ha fortalecido mucho. Yo tengo más de que agradecer que de quejarme. Nunca tomé mi enfermedad como algo catastrófico y cuando murió mi marido me agarré mucho a la gracia para fortalecer a mis hijos que los veía más débiles".*

Con frecuencia el enfermo se encuentra en situaciones que debe comunicar fortaleza a miembros de la familia, esto se hace muy difícil sin un agarrarse a la gracia. Habría que decir con San Pablo que es reconociendo nuestra debilidad cuando nos hacemos fuertes y que Dios escoge al más débil para darnos lecciones de su sabiduría y de su gracia.

- *"Hoy es un día en que me doy más cuenta aún de que esto es para personas con una gran fortaleza, no es para los débiles. Y ¿de dónde sacarla?, ¿dónde buscarla si no la tienes?, en la oración y en el Señor de la vida. Hacer un esfuerzo, orar, leer la Biblia, no dejarse abatir, mirar con admiración lo que hay a nuestro alrededor, ocuparse"* (María Cristina Escobar).

La fortaleza viene de Dios y en el tenemos que descansar, no es sano pensar que con las propias fuerzas vamos a lograrlo todo. Es uniendo nuestra voluntad a la suya que nos hacemos fuertes. Una voluntad ajena a la gracia o que toma una postura negativa se pierde contra sí misma.

12. Superación

- *"Cada nuevo día es un regalo y una oportunidad para superarse, para recomenzar nuestra lucha, para rectificar, para ser felices...Junto al sol las esperanzas de un nuevo día brillan al amanecer. Un nuevo día, una nueva oportunidad para hacer historia. Escribe la historia de tu vida con palabras de amor. Un nuevo día, hoy tienes la oportunidad de ser mejor. Lo que hoy hagas que sea mejor de lo que ayer hiciste, para superarlo mañana. Un nuevo día, para olvidarse del conformismo y no pensar que ya lo hemos dado todo en la vida. Si piensas que ya lo has dado todo, solamente te estás negando la oportunidad de ser mejor. Piensa a cada momento que todo lo que hagas puede ser aún mejor, y tu espíritu de lucha te impulsará en este nuevo día por el sendero del éxito y la felicidad. Un nuevo día, donde el éxito toca a tu puerta. No olvides que el éxito no es una casualidad sino la recompensa para quien lo buscó y luchó por él....Un nuevo día donde pueda ver de nuevo el sol brillar, el sol que me dará el calor y la energía de poder caminar. Un nuevo día que tendré para darte un gran abrazo, un nuevo día de poder estar junto a ti entregándote mi amor de amiga, si¡¡ hoy ha llegado ese nuevo día que llenará uno más de nuestros días..... Un nuevo día que Dios nos da para compartir el amor que Él nos ha entregado para regalarlo a manos llenas, sin preguntar sin cuestionar, solo dar."* (Myriam Villagrán).

El deseo de superarse denota reconocer que somos instrumento de Dios, que nuestras vidas están en sus manos y Él tiene la última palabra. Nuestra misión no acaba nunca porque nos unimos a la eternidad. Decir que nuestra vida ya no sirve para nada porque nos encontramos limitados es un terrible engaño. Nada más lejos de la realidad, el enfermo es un Cristo que nos enseña notas de la inmensurable riqueza de la sabiduría divina y humana y cada momento vivido es un tesoro de gracias.

13. Experimentando una Conversión

- *"La enfermedad ha sido un don del cielo, mi padre ha vuelto a la religión y se han dado numerosas conversiones en la familia".*

La conversión requiere una experiencia fuerte, como ocurre con la enfermedad del cáncer, ya que produce una sacudida en el estado de ser y genera disconformidad cuando hay conflictos internos por resolver. La conversión es respuesta a un estado de falta de satisfacción con las respuestas que se venían dando sobre aspectos esenciales de la existencia, a la falta de adecuación a la voluntad de Dios que venía arrastrándose.

- *"Mi marido rechazaba la religión por haber sido obligado a la práctica cuando niño en un colegio religioso. Sin embargo, cuando tuvo cáncer pasó por un proceso de conversión. Dejo de interesarle la lectura de revistas que antes se desvivía por leerlas, pues él era periodista. Quiso hablar con un sacerdote y éste le acompañó durante todo el proceso de la enfermedad y le ayudó a entender cómo vivir la espiritualidad. La oración le atraía, no para pedir ser sanado, sino para acercarse más a Dios. Murió en una gran paz".*

No cabe duda de que la enfermedad puede acercar a Dios, pero se requiere la valentía de reconocer en lo que uno se equivoca. Muchos enfermos antes de la enfermedad no dialogaban ni tenían una íntima relación con Dios, y la enfermedad les abrió a una experiencia espiritual más intensa. Este cambio no se produce sin una cierta resistencia que a veces ofusca su posibilidad.

- *"En mi padre se ejerció un cambio con la enfermedad. Él era agnóstico. Un ejemplo de cómo pensaba él de la religión es que yo cuando niña le dije que quería ser monja; el inmediatamente me dijo que ni hablar, que eso de la religión eran cuentos y me sacó del colegio de monjas donde estaba por influjo de mi madre, y me pasó a un colegio público. Sin embargo, cuando tuvo el cáncer, se empezó a interesar por lo transcendente. Dejaron de atraerle las cosas cotidianas de la vida y a menudo conversaba conmigo interesándose por cómo era posible comunicarse con Dios. Acabó confesándose y pidiendo la unción de los enfermos".*

Al dejar de tener sentido las cosas del mundo, el enfermo lo busca en algo más allá de su propia vida y el camino que lo sacia es el encuentro con lo divino, que es parte de nuestra naturaleza pero no queremos verlo. El enfermo comienza a caminar por este nuevo sendero que se abre ante sí y descubre su profundidad, de forma que se encuentra mucho más lleno de lo que había estado nunca. Descubre que es en Dios donde se encuentra la plenitud de la vida

- *"Yo era agnóstico. Mi conversión se la debo a mi mujer. Mientras estuvo enferma, los ministros de la Eucaristía le traían la comunión y al morir ella, por primera vez comprendí el valor que tiene la Eucaristía. Ahora tengo una gran fe que nadie me la puede quitar".*

La labor callada de servicio del ministro de la Eucaristía deja semillas de conversión que pueden fructificar cuando menos uno se lo espera. Es Cristo mismo quien actúa y transforma el corazón. Dios en su misericordia puede tener reservado un momento especial para sanar situaciones. Nos pide que estemos abiertos a la gracia, aunque por dentro nos parezca que no podemos, que nos falta fe.

14. Reconciliándose

El enfermo, al enfrentarse a la enfermedad, experimenta la necesidad de reconciliarse con su vida, consigo mismo, con los demás y con Dios. Se hacen más patentes errores e infidelidades a opciones fundamentales de la vida cometidos en el pasado. El sentido de culpabilidad hace sentirse al enfermo descalificado; de ahí su necesidad de reconciliarse. Por otra parte, si uno no se encuentra en paz, difícilmente tiene fuerzas para soportar las continuas invasiones que produce la enfermedad.

La enfermedad de larga duración como el cáncer lleva a que la persona pase por largos períodos de inactividad, lo que facilita un tiempo de reflexión y la posibilidad de revisar la vida. Hay un cuestionamiento de los modos de hacer personales, al paciente se le pasa por la mente la película de su vida y en muchas ocasiones produce efectos de conversión, lo que lleva a desear la reconciliación.

- *"Después de haberme reconciliado me siento tan feliz y en paz que es como si hubiera vuelto a la infancia."*

La reconciliación sana heridas que uno va arrastrando e impiden el camino de la sanación integral. El enfermo busca reconciliarse, encontrar la paz consigo mismo, con Dios, con los demás, no por miedo a un castigo en la otra vida, sino por un deseo real de experimentar lo espiritual, ya que ya no le atraen las cosas del mundo, y le llegan a atraer más las de Dios.

- *"Soñé que llevaba un caballo cargado en un túnel oscuro y que iba a morir a menos de que viniese un tren. Vino un tren y el que lo conducía era el cirujano que me había hecho la operación de cáncer y me dijo que subiera; al lado llego otro tren en el que iba mi padre (murió hace dos meses cuando yo tuve el cáncer, yo no tuve la oportunidad de acompañarlo en el momento de su muerte) y me saludaba. Los dos trenes salieron del túnel y vi que fuera había una gran luz y los trenes eran blancos y brillantes. Entonces entendí que Dios me había sanado y que mi padre me aceptaba".*

El sentido de culpabilidad hace sentirse al enfermo alejado de Dios, fuera de lugar en el núcleo social en que se mueve, sin respuesta; de ahí su necesidad de reconciliarse. La superación del sentido de culpa pasa por el perdonarse a uno mismo y por la valoración positiva de las propias opciones de la vida. Además, con frecuencia la enfermedad agudiza las propias limitaciones, egoísmos, miedos y sentimientos de angustia, lo que puede llevar al enfermo a replegarse sobre sí mismo y dificultar el proceso de reconciliación. Es necesario, por tanto, un tiempo para poner en orden las experiencias de la vida y para poder perdonar interiormente.

- *"He crecido espiritualmente, valoro sobre todo la paz que siento al sentirme reconciliada; esto es más importante que ninguna otra cosa, me ayuda a enfrentar la enfermedad"*

El sentirse reconciliado libera de angustias y ansiedades y por tanto genera fortaleza en el enfrentamiento con la enfermedad. A veces el enfermo manifiesta su deseo de reconciliarse con alguna persona determinada. Aquí hay que ayudarle escuchándole y facilitándole el encuentro con esta persona si es posible.

- *"Sufro mucho al ver como mi hermana se va acabando. Me siento culpable porque ella ha tenido una vida llena de sufrimiento, incluso a nivel familiar, mientras yo he vivido tan bien"*

También la familia necesita sanar su sentido de culpa cuando sienten no haber hecho todo lo posible por su ser querido. Muchas veces se tiende a exagerar la culpa cuando el transcurso de la enfermedad empeora. Uno no puede entregar más de lo que puede, ni Dios nos lo exige, por ello es imprescindible un equilibrio en la entrega que hay que discernir en la oración y compartiendo con personas que han tenido experiencias similares.

- *"En esta ocasión, quizás para muchos, sea otro año más en que se acerca la semana santa y de igual manera los días en que se puede ir de vacaciones y pasarlo bien, para mi así era antes. Hoy precisamente en este año, espero y doy gracias a Dios por estar ya en tiempo de cuaresma, porque hoy para mi estos días tienen un significado muy diferente al de los años anteriores. Para mí, estos días de cuaresma, significan la oportunidad de poder sanar mi alma y mi cuerpo, entrando a una preparación espiritual con Dios. Lo que busco en estos días es el perdón de mis pecados, cometidos a lo largo de mi vida, las ofensas, las mentiras, los daños ocasionados queriendo y sin querer a personas que están cerca de mí y de las que no lo están de mí persona. Creo y tengo fe porque al conocer a Dios y su inmenso amor que el siente por mí y por cada uno de nosotros, tengo la esperanza que cambiará mi vida. Porque al traer y recordar todos mis pecados y arrepentirme de corazón es dejarlos en manos de Dios y así mismo acompañar a Jesús a la cruz. Porque es por amor a nosotros que Él se entregó, para salvarnos. Así mismo venció a la muerte y resucitó al tercer día y al resucitar Jesús, yo creo y espero ser una mejor persona para servir y hacer la voluntad de Dios, con El y para El".* (Myriam Villagrán).

La voluntad de amar sintiéndose perdonado nos comunica una nueva forma de ser, nos configura con Cristo. Nos lo afirma el apóstol Juan, "si decimos que no tenemos pecado, nos estamos engañando a nosotros mismos, y la verdad no está en nosotros" (1 Juan 1,8). Por eso la búsqueda activa del perdón es ir con la verdad, es acercarse a un Dios misericordioso y conocer el amor en su esencia, un amor que nos transforma hasta el punto de hacernos servidores suyos a pesar de la debilidad y de las pequeñas fuerzas que acompañan.

15. Vida Sacramental

-*"Desde la enfermedad, mi vida ha cambiado. Yo le tengo que dar gracias a Dios porque me la ha enviado, ya que he podido parar mi tren de vida. Ahora puedo dedicarme a lo más importante, que es el aspecto espiritual, que había dejado a un lado".*

El enfermo que ha ido madurando a lo largo de su enfermedad necesita expresar su vivencia religiosa con signos y purificar su relación con Dios. El enfermo se encuentra que debe purificar actitudes que minimizan a Dios. A menudo se escucha de los enfermos que es la voluntad de Dios lo que les está pasando, pero la voluntad de Dios no es que sufra nadie sino la salvación de cada ser humano. Tampoco es cierto que Dios nos envíe sólo el sufrimiento que nos merezcamos o que podamos soportar, ni nos envía pruebas para corregirnos. Dios no mide el dolor ni nos manipula de esa forma, Él no es el agente directo de los sufrimientos.

- *"Si no fuera por los consuelos espirituales, no sé cómo podría resistir la enfermedad de mi marido, me volvería loca".*

El paciente y la familia necesitan de una presencia simbólica-celebrativa. La práctica de atención al enfermo por los Sacramentos nace del ejemplo de Cristo que práctico y predicó una visión de la comunidad que se preocupa principalmente por el que sufre. El personalmente sanaba y fortalecía a todo enfermo que encontraba en el camino. La intención es efectuar una sanación tanto espiritual como social. Se ha de facilitar el que el paciente pueda orar, que reciba una visita pastoral, que reciba los sacramentos que forman parte de su vida religiosa si éste lo desea. Para el católico cobran particular relevancia en la enfermedad los sacramentos de la Confesión, la Eucaristía y la Unción de los enfermos. Los sacramentos son formas de mediar la realidad de esa presencia de Dios con nosotros, son signos del amor que Dios nos tiene y de esperanza.

- *"Esta enfermedad ha sido un auténtico mazazo para mí. Me he dado cuenta de lo que es la verdadera realidad de la vida. Me ha hecho reflexionar y reconocer que le he fallado tanto a Dios; he sido muy frío con El, llevaba 20 años sin confesarme, pero ahora necesito acercarme a Él".*

La **Confesión** lleva a recuperar la paz pérdida, sana heridas que uno va arrastrando e impiden el camino de la sanación integral. El enfermo necesita experimentar la misericordia de un Dios que lo ama, lo comprende y lo perdona. El sufrimiento no puede ser transformado y cambiado con una gracia exterior sino interior. Con la certeza del perdón y de la presencia divina se adquiere la paz interior y alegría espiritual. El sacerdote tiene aquí una labor delicada fuente de innumerables gracias al escuchar y absolver en la confesión como representante y mediador ante Dios, y al mismo tiempo representa la comunidad que perdona.

- *"Yo sabía que tenía algo muy grave, aunque no me habían dado el diagnóstico todavía. Tenía mucho miedo a la muerte y se me pasó por la mente una película de mi vida y todas mis equivocaciones. Le pedía a Dios que me asistiera y me ofrecí a Él, hasta que perdí el miedo y sentí su acogida. Sabía que El me pedía un cambio y una paz extraordinaria me invadió".*

El dolor es ocasión de encuentro con Dios, porque el sufrimiento y la amargura piden consuelo y alivio. El enfermo, a menudo, se pregunta por las infidelidades cometidas en la vida y siente la necesidad de reconciliarse con Dios. La reconciliación produce paz al unirnos al que es dueño de la paz y al experimentar la misericordia de Dios empezamos a amar como El, a perder miedos, angustias, rencores.

-*"En una ocasión me pidieron que le diera la unción de los enfermos a una persona que se estaba muriendo con cáncer terminal, de hecho la familia ya estaba preparando los funerales. Para sorpresa de todos, después de recibir la unción revivió, incluso pudo caminar y alimentarse de nuevo. Estuvo dos meses renovado y consciente y durante ese tiempo pudo confesarse. Después de haberse confesado, cayó otra vez en su estado original y murió. Después su hija me reveló que ahora sí que creía en la misericordia de Dios, pues le había dado una oportunidad a su padre".*

No hay que dejar la oportunidad de confesarse, Dios se hace presente con más fuerza en el momento cercano a la muerte y siempre va a estar la pregunta de la vida. Para que ha sido mi vida, que he ofrecido de ella, que dejo de recuerdo en los demás, que espero en el más allá. A pesar de haberse alejado, Dios es misericordioso y sale a nuestro encuentro.

- *"Me he sentido tan sola toda mi vida. Sin embargo ahora lloro al recibir la Eucaristía porque me siento feliz. Siento que Dios está muy cerca de mí".*

La **Eucaristía** proporciona ese encuentro íntimo que alivia y libra de toda angustia y temor al sentir a Cristo tan cerca; Él quiere ser parte nuestra y acude a nuestro soporte por intermedio de este Sacramento. "Cristo quiere estar unido con todos los hombres, y de modo particular está unido a los que sufren" (Juan Pablo II, *Salvifici Doloris*).

- *"Me emociono cada vez que recibo la Eucaristía. Aunque la recibía antes con frecuencia, ahora tiene para mí otro significado mucho más íntimo".*

El enfermo que frecuentaba la Eucaristía cuando estaba sano, la experimenta de una forma mucho más cercana, como un verdadero encuentro en la enfermedad. Por la Eucaristía el enfermo recibe la gracia para crecer en abnegación, para que sea Cristo quien afirme y otorgue la vida y no uno mismo, y otorga la fortaleza necesaria para vivir la enfermedad.

- *"La Eucaristía me deja con una paz inmensa. Siento a Dios tan cerca de mí. Me da fuerzas para soportar la enfermedad".*

El recibir la Eucaristía asiduamente es fuente de innumerables gracias. El enfermo vive a Cristo de una manera tan íntima que experimenta la sanación de las heridas que carga, muchas de ellas de tipo espiritual. Con frecuencia, el enfermo de cáncer pide la Eucaristía diariamente cuando está en el Hospital y en muchas ocasiones le da hasta más importancia que la terapia.

- *"Siento una gran paz, tengo a mi Cristo a mi lado. Es increíble, pero uno llega a que ya no le preocupa nada de lo terrenal. Es tan rico poder recibir al Señor".*

La Eucaristía nos pone en presencia de Cristo. El viene a habitar en nuestro interior para hacerse solidario en nuestras dificultades y compartir el dar su vida como nosotros también se la damos a Él; y al mismo tiempo, se experimenta un desapego por lo material. La paz de Cristo hace desaparecer todas las preocupaciones. La Eucaristía es fuente de paz y de unidad; une al enfermo con los demás en Cristo, que quieren acompañar en el sufrimiento, es signo de que la Iglesia es "cuerpo de Cristo", de que está unida. Permite intimar la presencia de Cristo y comprender que no estamos solos, hay una comunidad que nos acompaña y todo un Dios que viene a compartir nuestra cruz.

"El hombre quiere la felicidad y la felicidad es la posesión de Dios. En la Eucaristía Dios se nos da sin reserva, sin medida y al desaparecer los accidentes Eucarísticos nos deja en el alma a la Trinidad Santa, premio prometido sólo a los que comen su cuerpo y beban su sangre.... En la Eucaristía se produce, un cambio; asimilando la divinidad y es quien vive en mí... Al participar de la Eucaristía me uno a Cristo y me ofrezco por el mundo y mis hermanos; glorifico a Dios Padre, es el acto más sublime que me lleva a ser su hija por siempre. En la participación de la misa en el ofertorio ofrezco, el vino y el pan que van a ser transformados en Cristo, pidiendo nuestra propia transformación cuya consagración sería mi elemento central de mi vida cristiana. Teniendo en cuenta que ya no somos nosotros sino que nuestra apariencia humana vive en Cristo y dejamos actuar a Cristo. La comunión es donación de Cristo a nosotros, el cual me exige gratitud y mi donación total, así como Él se da a mí y a mis hermanos. Para mí la comunión es la fiesta donde me visto de etiqueta para encontrarme con Él; y así vivir en cristo..........". (Myriam Villagrán)

Por la eucaristía participamos de la redención, Él nos redime y nosotros también al unirnos a su cruz con el dolor propio. Él nos otorga la gracia de ofrecer la vida para la conversión de muchos, para que reine el amor y la paz en el mundo. Así nos lo dice San Pablo, "Ahora me alegro cuando tengo que sufrir por ustedes, pues así completo en mi carne lo que falta a los sufrimientos de Cristo para bien de su cuerpo que es la Iglesia" (Colosenses 1, 24). Cuando un enfermo experimenta que Cristo obra su redención al participar de la Eucaristía, está viviendo su significado más profundo, se está uniendo a Cristo y con El al mundo. Es aquí donde la cruz de la enfermedad se transforma en un bien eterno.

-*"Me reconforta enormemente la unción. Me da fuerzas que yo no tengo"*.

La **Unción de los enfermos** es ocasión de estímulo y fortaleza para poder vivir la enfermedad. La Unción significa un encuentro con el amor misericordioso de Dios y reconocer la acción de la gracia en medio de la dificultad impuesta por la enfermedad con un deseo de ser sanado por la acción directa de un Dios que comunica fortaleza. El Sacramento de la Unción incentiva al enfermo a vivir la esperanza, la sanación, el consuelo y a sentir fortaleza. No es un Sacramento que esté asociado con el momento de la muerte para poder recibirlo, la Unción puede fortalecer al enfermo para seguir adelante en el enfrentarse a la enfermedad y seguir viviendo o comunicar fortaleza para el encuentro con Dios en el otro mundo.

- *"El recibir la unción de los enfermos me ayudó a tomar conciencia y a experimentar la protección de Dios"*

El rito de la Unción reconoce la situación del enfermo en su lucha contra la enfermedad y su experiencia de sufrimiento; usa un lenguaje que hace patente los dolores y la angustia por los que pasa el paciente en un esfuerzo de recobrar su voz en la comunidad, que se haya disminuida. El paciente puede elegir, si quiere, las lecturas bíblicas y oraciones que sean significativas para expresar su experiencia Este Sacramento tiene una dimensión comunitaria ya que trata de unir al enfermo con la comunidad eclesial de la que por causa de la enfermedad el enfermo se siente separado, por lo que conviene que estén presentes aquellos que acompañan al enfermo y algún miembro que representa la comunidad a que ellos pertenecen; responde al mandato de Cristo de compartir el sufrimiento, cuando un miembro sufre, todos los demás también sufren (1 Corintios 12). De esta manera, la Unción constituye un desafío a que el enfermo no se sienta separado de la comunidad y a que la comunidad no excluya al enfermo. El elemento de la Unción de tocar el cuerpo enfermo con el óleo es signo de la forma en que Cristo sanaba a los enfermos, tocando el cuerpo; el cuerpo es bendecido y hecho objeto de atención divina por lo que el enfermo recupera el sentido de su cuerpo, del que se encuentra marginado. El rito de la unción incluye otros elementos provechosos como la oración y la reconciliación y la Eucaristía cuando es posible. Trata de asegurar al enfermo de que su sufrimiento no es inútil, sino que tiene significado y valor para su salvación y para la santificación de la comunidad. A través de éste Sacramento el enfermo es llamado a ejercitar su vocación de participar de la pasión de Cristo y se constituye en modelo de un auténtico seguidor de Cristo.

16. Sueños

- *"Estuve a punto de morir. Me sacaron prácticamente el estómago entero, me dieron numerosas sesiones de quimioterapia y radioterapia y aún tenía el cáncer. Yo ya no podía más, me ofrecí a Dios. Y aquella noche tuve un sueño. Yo estaba en una larga cola para entrar en una capilla y mientras esperaba, un señor, que no le pude ver la cara, me toco la espalda y me dijo: "Sal de esta cola". Después de aquel sueño me sentí con una gran paz y como que las fuerzas me volvían e invadían mi cuerpo. Me sané milagrosamente y aquí estoy después de tres años".*

Los sueños señalan cambios que están operando internamente y por tanto pueden servir de una advertencia; reflejan las preocupaciones y problemas que está viviendo el paciente y pueden señalar que es necesario encontrar soluciones. Los sueños pueden ayudar al enfermo a conocerse mejor en cómo está llevando la lucha contra la enfermedad o a resolver situaciones que le angustian y le restan energía.

- *"Unos días antes del diagnóstico de mi cáncer, tuve un sueño. Se me apareció un amigo mío de la infancia y mi tío que había muerto recientemente de cáncer de próstata. Mi amigo no me dijo nada, estaba ahí como apoyándome. Mi tío me dijo: 'para afrontar el cáncer hay que ser valiente'. Cuando recibí el diagnóstico de que mi cáncer era maligno me acordé de estas palabras y afronté mi enfermedad con valentía y con plena confianza en salir adelante".*

Los sueños, pueden en ocasiones, anunciar lo que ha de venir y por tanto pueden servir de recurso para tomar fuerzas y hallarse preparado para enfrentar la dificultad de la enfermedad. Cuando no es así es que son fruto de nuestros propios miedos y hay que aprender a salir de ellos.

- *"Tuve un sueño de que estaba orando en la capilla. Me sentía muy mal y caí arrodillada delante de él Sagrario. Se me apareció una niña de pelo largo y crespo, vestida de blanco y azul, y sus vestiduras resplandecían. Esta niña me señaló con el dedo, diciéndome: '¡Tú te vas a sanar!' Luego comprendí que se trataba de la Virgen María al ver una imagen suya que se parecía a la niña en el oratorio del centro del cáncer".*

Los sueños pueden dar seguridad, confianza en salir adelante. Refleja el deseo positivo interno de tener las fuerzas suficientes y que en el camino no somos abandonados, la protección divina nos acoge. Hay que saber discernir el mensaje que llevan dentro y descubrir el toque de la gracia.

- *"Cuando recibí la noticia de mi cáncer de testículos con metástasis al estómago, yo no me cuestioné el por qué a mí, se lo ofrecí inmediatamente al Señor: 'Si Tú me lo has dado será por algo'. Pasada una semana tuve un sueño, vi a un forjador dando golpes a un acero incandescente y sentí un fuego por dentro. Yo lo interpreté como que el Señor me estaba forjando. Pero cuando visité de nuevo al médico, vieron con asombro que mi cáncer había desaparecido, como si hubiera sido cauterizado por el fuego, las células cancerosas habían sido quemadas".*

Algún paciente puede soñar la sanación que está operando internamente. Lo sicológico y lo espiritual está íntimamente unidos a lo corporal, de manera que tenemos un sentido sobre nuestro cuerpo y la sanación se da en la persona como un todo; puede venir generada por una fuerte experiencia espiritual.

- *"En el tiempo que estuve en coma por un mes, no sentí nada pero si me vi en un túnel oscuro, caminaba en la oscuridad hacia el final donde había una fuerte luz y me estaban esperando entrando algo en la oscuridad mi padre, mi tío y mi abuela, todos fallecidos y me dijeron que no era todavía mi hora. También tuve la visión de mi hijo que se me acercaba y me decía, 'yo también estoy en el hospital como tú, antes perderé mi ojo que perderte a ti'. Después me enteré de que antes de yo recuperarme del coma, mi hijo había tenido un accidente, una vara le había golpeado un ojo y había estado a punto de perder el ojo".*

Muchos enfermos en el tiempo de coma, experimentan la luz y los sueños que aparecen pueden tener conexión con la realidad externa. Esto nos dice que no han dejado de sentir ni han perdido por completo la capacidad de relacionarse.

- *"No puedo dormir. Sueño que me hallo atrapado en un campo de muertos y que camino sobre esqueletos que tratan de agarrar mis pies".*

Pueden aparecer sueños negativos que son reflejo de la angustia que uno siente interiormente. No hay que prestarle atención a los detalles, porque su valor no está en las imágenes, sino en que señalan que tenemos angustia y hemos de cobrar ánimo para no caer en una depresión.

17. Comunión de los Santos

- *"Le pedí al padre Hurtado: 'Tu que estuviste en la Católica acompáñame durante la operación', una histerioctomia. Parece que al día siguiente a la operación estuve a punto de morir, estuve en cuidados intensivos, todos los signos vitales bajaron, me pusieron oxígeno. Por la noche me recuperé. Una enfermera y una auxiliar me quitaron el oxígeno y oí que decían: 'ya está bien, podemos desconectarla para que duerma tranquila'. Cuando se marchaban vi una luminosidad y en ella al padre Hurtado con su sotana, que se daba la vuelta. Ya había cumplido su misión".*

Se dan casos de sanaciones que no tienen explicación médica, a menudo asociadas con el sentimiento reconfortante de la compañía de algún santo. Por la comunión de los santos se puede recibir la gracia del don de fortaleza que se comunica de espíritu a espíritu, ya que al igual que nos podemos unir en oración en la tierra, también nos podemos unir a la oración de los santos en el cielo, que oran día y noche en la presencia de Dios.

- *"Lo que me ocurrió a mí fue un milagro. Me habían diagnosticado un cáncer de mama en que estaban envueltos los nódulos linfáticos, no me daban muchas esperanzas. Yo me entregué a la oración, mi hermana inició un círculo de oración con el padre Pío en Valparaíso. Cuando pasó un mes y me abrieron para hacer cirugía, se encontraron que el tumor se había encapsulado y había desaparecido todo signo de cáncer en la linfa. Los médicos no lo podían creer".*

La oración de intercesión de los Santos se une a la comunidad viva en la tierra. El santo se solidariza con el que sufre a semejanza de nuestro maestro Cristo. Los santos en vida por lo general han cargado con la cruz de muchos porque han comprendido que la vida hay que ofrecerla en oblación y desde el cielo su misión sigue extendiéndose en la tierra.

- *"Después de ver un fragmento de la película del padre Hurtado en que él le da su abrigo a un pobre que no tenía nada en la calle, nos pusimos a orar yo y mi nuera por mi hermano con cáncer. Tanto oramos que entramos en trance. Yo me salí del oratorio y mi nuera en ese momento tuvo una visión, sintió que alguien la hablaba: 'No tema su hermano se va a poner bien' y la toco en el hombro. Ella se volvió y no vio a nadie. Me pregunto a mí si había visto salir a alguien y yo tampoco había visto a nadie. Después de ese día mi hermano se recuperó por completo y fuimos a la tumba del padre Hurtado a darle las gracias".*

La sanación espiritual puede ayudar a la corporal ya que puede encender el ánimo y fortalecer, siendo que cuerpo y espíritu se hallan conectados; entendemos que la forma en que ocurre se encuentra dentro del misterio y así hay que respetarlo. Cuando se da un milagro por intercesión de un santo nos hacemos participes de la misión de ese santo que continúa siendo instrumento de Dios en la tierra.

- *"Estoy sola, sin embargo me invade una tremenda paz. no me es difícil quedarme sola, porque sé que no lo estoy. Tengo a mi familia celestial conmigo y a mis queridos "santos" en comunión. Antes no concebía quedarme así, hoy día para mí es un deleite pensar sin interrupciones, meditar, escucharte Señor. Señor, gracias porque al desprenderme te encuentro, al no apegarme me libro"* (María Cristina Escobar).

La vivencia de la espiritualidad de la comunión con los santos llena el vacío de la soledad del alma. Hay una compenetración en el dolor compartido, en la sabiduría de la cruz, en saber que en el amor y la donación de la vida no estamos solos.

- *"Madre vengo del tumulto de la vida, el cansancio me invade todo el cuerpo; y sobre todo el alma. Es tan difícil aceptar con paz todo lo que sucede alrededor de una, durante una jornada de trabajo y lucha. Las cosas, en las que habíamos depositado tanta ilusión, decepcionan. Las personas a las que queremos entregar bondad, nos rechazan. Y aquellas otras a las que acudimos, en una necesidad intentan dejarnos solos. Por eso vengo a ti, ¡oh Madre!, por qué dentro de mi camina una niña insegura. Pero junto a ti, me siento fuerte y confiada. Solo el pensar qué tengo una Madre como tú siento mi corazón seguro y entregado ¡Gracias madre mía, por estar en mi cansancio, del día a día!!!!!"* (Myriam Villagran).

De entre todos los santos, María acoge con predilección nuestro cansancio, sobre todo el que se vive en soledad. Ella que conocía a Cristo profundamente como madre y experimentó tan de cerca sus tribulaciones en la cruz y supo acompañarlo hasta el fin.

IV. PROCESO DE ACEPTACIÓN DE LA ENFERMEDAD

El rechazo a la enfermedad del cáncer y lo que con ello conlleva es una reacción normal que se da por un mecanismo psicológico de defensa ante la adversidad. Llegar a aceptar la nueva situación requiere un proceso, por el que pasan los enfermos.

- *"Al principio uno reniega de la enfermedad, rechaza a Dios, se pregunta por qué a mí; pero con el tiempo uno va asumiendo y acepta la voluntad Divina que te devuelve la paz. Uno no puede luchar contra Dios".*

La enfermedad hay que combatirla, pero también ayuda el considerar que definitivamente se ha de aceptar la situación en que uno se encuentra y adaptarse a ella. Lo razonable es no agrandar el mal que cae encima, pero de hecho se agigantan los problemas al perder la calma, y se agrava la carga al no aceptar la enfermedad. Fácilmente se entrega uno a la ansiedad por el miedo a que nos lleva la imaginación. Muchos pacientes son capaces de llevar una vida feliz, porque partiendo de su realidad, tratan de superarse. En cambio, el no saber soportar la propia situación y vivir rechazándola obstinadamente lleva al deseo de autodestrucción y al desequilibrio síquico. En buena parte la aceptación de la enfermedad implica para el paciente aceptar una serie de cambios en el proceso, como renunciar al dominio de la situación, ponerse en manos de los demás con confianza y aceptación y estar en comunión con ellos a un nivel espiritual más profundo En muchas ocasiones el paciente necesita la fortaleza del soporte espiritual para ser capaz de examinar sus propios miedos y pensamientos acerca de lo que puede significar su enfermedad. Estamos llamados a ser libres, aceptando el sufrimiento, sobreponiéndonos y mostrándonos superiores a él. Porque no es libre sólo quien escoge, sino quien sabe aceptar.

-*"No puedo aceptar que Dios me haya puesto en esta situación de enfermedad terminal de cáncer, tengo hijos pequeños que me necesitan. Yo siempre me había portado bien, creía que tenía fe, pero ahora veo que no la tengo tanto. Cuando entro en la Iglesia siento un gran vacío, no puedo orar y cuando llego a casa, no paro de llorar, nada me puede consolar".*

Es muy difícil aceptar la enfermedad terminal cuando se tiene hijos pequeños y una madre ve que tiene que despedirse siendo que son dependientes. Para evitar la angustia el mejor consejo es confiar, uno no gana nada con revelarse, dejar que sea Dios quién dé la respuesta.

- *"Lo que más me asustó al llegar aquí fue la palabra "cáncer". Sólo pensar en ello me destruye".*
- *"¡Cómo voy a aceptar a un Dios que me ha quitado todo! He recaído cuatro veces y cada vez me quita un órgano. Primero fue el pulmón, luego la vejiga, ahora el colon".*
- *"Le pido a Dios que me sane, yo prometo que voy a cambiar y voy a ponerme a su servicio".*
- *"Oí a una compañera que la enfermedad la había proporcionado una gran paz. Yo siento envidia. Yo en cambio, lo único que tengo es angustia, depresión, tengo ganas de llorar a cada momento, no siento gusto por nada, tengo un gran desánimo".*

- *"Acepto la voluntad de Dios. Tengo una gran confianza. Cada vez que me acerco a la quimioterapia o a la radioterapia me ofrezco: 'en tus manos me encomiendo Señor".*

En el proceso de reacción ante la angustia del sufrimiento se dan 5 fases descritas por Kubler-Ross: 1.Negación: El paciente considera que aceptar la realidad a la que se enfrenta es una amenaza para su integridad y para su capacidad de afrontar los propios límites, de modo que negarla, rechazarla, se convierte en un recurso para mantener el equilibrio; tiene la función de reducir el estado de estrés psíquico y "ganar tiempo" para adaptarse a la enfermedad. 2. La rebeldía: el paciente culpa a los demás, a sí mismo, o con frecuencia a Dios, por los males, los dolores, los sufrimientos por los que está pasando. 3. Negociación: el paciente con esta actitud, hace distintos acuerdos, normalmente privados, secretos, con Dios y consigo mismo con la intención de posponer lo que experimenta ya como inevitable. 4. Depresión: A veces se manifiesta mediante la disminución de los propios intereses y otras veces adquiere formas más importantes o graves, con tendencia al autoaislamiento, aumentando sentimientos de culpa y pudiendo llegar a la desesperación y al deseo de suicidio; el enfermo vive la soledad y la tristeza dentro de sí, nadie puede experimentar su dolor, su sufrimiento. 5. Aceptación: Consiste en la integración de la propia finitud con un sentimiento de conciliación, aceptando el estado en que uno se encuentra, lo cual no lleva a una resignación pasiva, sino a invertir las propias energías en la colaboración con la familia y el personal de la salud en la lucha con la enfermedad.

- *"Yo tengo mucha fe. No me he revelado contra la enfermedad y eso que me han encontrado metástasis por todas partes. Yo ya sé lo que es el sufrimiento por la enfermedad congénita de mi hijo, en que yo me enfrenté a Dios porque lo encontraba injusto y por lo que pasé por una tremenda depresión, pero aprendí a aceptarlo, comprendí que mi hijo era un regalo de Dios para que nosotros nos volcáramos a él. No tengo miedo a la muerte, estoy entregada a la voluntad del Padre y aunque tengo dos hijas muy pequeñas, sé que El las cuidará".*

Hay que decir que la negación, la rebeldía, la negociación, son mecanismos de defensa que pueden servir de desahogo transitorio, pero es con la aceptación que la persona se centra y puede convivir con la enfermedad. Esta aceptación hay que ayudar a encontrarla con paciencia, respetando el proceso lento que vive el enfermo que va asimilando lo que significa la enfermedad. Las fases que conducen a la aceptación representan la resistencia normal que la persona experimenta cuando el estado existencial ha de cambiar irreversiblemente. No se trata de una resignación, como si se aceptase como la única puerta cuando no hay salida. El enfermo descubre un nuevo sentido para su vida y puede actuar conforme a él; ha resuelto el dilema en que se encontraba, la oscuridad en que había caído que le hizo vivir una depresión y al salir ve una nueva luz, una nueva forma de entender la vida. La aceptación requiere un darse, un ofrecerse, un dejar a un lado las preocupaciones y así el enfermo aprende a convivir con ellas. Al aceptar el sufrimiento, se antepone la voluntad de Dios y el servicio a los demás a la propia satisfacción y comodidad. Esta aceptación hay que ayudar a encontrarla con paciencia, respetando el proceso lento que vive el enfermo, que va asimilando lo que significa la enfermedad.

- *"Yo me rebelé contra la enfermedad, no podía quitarme de la cabeza el por qué yo, hasta que un día alguien me dijo 'y porque no yo' y entonces me di cuenta de que quién era yo para no pasar por el dolor cuando tantos seres humanos pasan por él".*

El proceso de aceptación se hace mucho más lento y dificultoso cuánto más resistencia se ofrezca, con lo que aumenta el sufrimiento. Sin embargo, los que acompañan y cuidan al paciente deben respetar las fases y comunicar comprensión al enfermo sin forzarle ni presionarle para que acepte la enfermedad, más bien hay que acompañarle y hacerle sentirse acompañado para que su camino sea más llevadero, porque el proceso de resistencia a la aceptación de la enfermedad no es algo que el enfermo pueda controlar. El que acompaña tiene la misión de ayudar en este proceso, comunicando comprensión y al mismo tiempo promoviendo la superación de las mismas. En la fase de negación hemos de permitir al enfermo que exprese su fantasía aunque sea incapaz de vivir su situación de modo realista. Lo que interesa es conocer sus necesidades, sus puntos débiles y los fuertes y determinar en qué medida el enfermo quiere afrontar la realidad. Hay que sostener la esperanza del enfermo brindando apoyo y compañía y procurando alivio a los síntomas de la enfermedad. En la segunda fase es necesaria mucha comprensión y escuchar al enfermo, tomando la rebeldía como una forma de desahogo, no como algo personal que el enfermo tuviera contra el que le acompaña o contra Dios. Hay que permitir sentir al enfermo que es respetado y tiene derecho a expresar lo que siente. En la tercera fase conviene tolerar los pactos, pero sin promoverlos. Se ha de tratar de compartir los temores y esperanzas del enfermo, no engañarlo con falsas esperanzas, ni tampoco matarle la esperanza de sanación. En la cuarta fase conviene ayudar al paciente a ver lo positivo de su vida y permitirle expresar su dolor y sus quejas relacionadas con las pérdidas que podrían venir. Hay que saber valorar el silencio y acompañar para que el enfermo se sienta apoyado. En el proceso, también la familia tiene necesidad de ayuda, de comprensión y de apoyo, o de resolver conflictos por deseos opuestos al paciente.

- *"Señor inmensa es tú misericordia y pobre es mi caminar. Como me cuesta seguirte, mis pasos se alejan cada vez qué me debilito ante tu amor: cómo puedo seguirte si en mi corazón existe la rabia y el dolor...... ¡perdón Señor!!!! !perdón¡¡¡ Cada vez necesito más de ti Ansias de dejar que actúes en mí. Sácame este dolor de no aceptar tú voluntad, entender así tu infinita bondad. ¿Cómo puedo cerrar mi alma a tú amor gratuito? ¿Cómo he sido capaz de no entender tú misericordia? Señor recibe este corazón enfermo de desamor: qué en tus brazos descansará y se regocijará sin temor.... amén......"* (Myriam Villagrán)

A pesar del rechazo, del miedo de la rabia, el mantener el espíritu abierto a la acción de Dios ayuda a pasar por el proceso. La enfermedad puede agobiar, pero cuando el espíritu permanece pronto, la voluntad humana termina uniéndose a la de Dios y se acepta la situación que se vive.

- *"No puedo discutir contra Dios. Él tiene todas las de ganar. No puedo hacer otra cosa que aceptar esta enfermedad que me ha mandado"*

No hay que confundir la aceptación con la resignación. La resignación no nace de una entrega incondicional a Dios, sino de un claudicar a la lucha por verse uno sin fuerzas.

El camino de la resignación es muchas veces el elegido por el que no tiene fe o no la hace madurar. La aceptación, en cambio, sana nuestro espíritu y nos pone en comunicación con Dios. El enfermo experimenta una superación en el estado de sufrimiento en que se encuentra y que le lleva a madurar como persona y a recuperar la paz. La familia, también experimenta un proceso de aceptación, a menudo con mayor lentitud, pero en cuanto se produce, también lleva a una disminución del estado de sufrimiento.

V. ACOMPAÑAMIENTO AL ENFERMO

Tanto el profesional de la salud como los seres queridos forman parte de la misión de acompañamiento, que cobra un valor extra cundo se le da un sentido espiritual. El profesional de la salud se va a encontrar con que el enfermo necesita comprensión, consuelo, ánimo y ha de saber estar presente de forma significativa; hay que ser capaz de caminar con el enfermo en su experiencia de sufrimiento, saber estar a su lado. Dentro de misión del profesional de la salud está el aliviar el sufrimiento humano del enfermo, estar presente en alma, espíritu y cuerpo comunicando soporte emocional, aceptación, amor y fidelidad, no simplemente aminorar síntomas o sanar mediante terapias médicas. Hay que saber también escuchar, acompañar, tranquilizar, confortar, transmitir esperanza y confianza, ayudar a sobrellevar el dolor y sufrimiento. Se ha de acoger los sentimientos y los miedos que expresa el enfermo sin escandalizarse, ser capaz de hablar de temas conflictivos como el caso de una muerte inminente cuando él enfermo o la familia lo desea. El enfermo busca librarse de la angustia, pero se halla impotente. Sólo escuchando se puede tener acceso a la comprensión de la experiencia del enfermo. Por otra parte, mucho de lo que él enfermo y la familia necesita en cuanto a sentir apoyo y comprensión, puede ser dado por voluntarios cuya sola presencia ya produce una diferencia. Ellos representan la presencia de la comunidad que se preocupa por el que sufre y ayuda a que el paciente no se sienta un inútil o una carga para los demás.

El que acompaña puede ayudar también en el proceso de tomar decisiones éticas con el enfermo y la familia, como no continuar o no iniciar un tratamiento o ser sometido a sedación para paliar el dolor. El fin del acompañamiento es intentar eliminar el sufrimiento innecesario, luchar contra el sufrimiento injusto y evitable, mitigar en lo posible el sufrimiento inevitable y asumir el sufrimiento que no se puede superar en actitud sana.

El que acompaña al enfermo debe acercarse con aptitud de respeto hacia la sacralidad de la situación que vive el enfermo. Aquellos que tienen privilegio de acompañar a un semejante que sufre saben que entran en un espacio de tiempo muy íntimo, una gracia que hace ser partícipes de la vida de esa persona en su dimensión más esencial. Es importante transmitir confianza al enfermo, ya que éste debe sentirse seguro para poder vaciar lo que lleva dentro, sobre todo si se trata de alguien a quien no conoce mucho. A veces el acompañar basta con mantener las manos del paciente o escucharlo y simplemente estar presente. Lo importante es que se haga amando a la persona por lo que representa como hijo de Dios, respetando su dignidad de una forma todavía mayor porque se trata de alguien que sufre. El paciente puede necesitar una figura mediadora para resolver situaciones de conflicto, un transmisor de información, un aliado para confiar secretos, un apoyo en la toma de decisiones y un vínculo para poder expresas sus temores sin miedo a ser reprendido.

El que acompaña al que sufre es el que ha sido capaz de interiorizar las aptitudes de compasión, humildad y caridad. Por la compasión sentimos y sufrimos algo de lo que sufre la otra persona y nos sentimos empujados a ayudarlo y a procurar aliviarlo; esta virtud se desprende de la parábola del buen samaritano y del mensaje de las bienaventuranzas. Por la compasión entramos en la experiencia de la enfermedad del enfermo y, como resultado, sufrimos vicariamente su ansiedad, su dolor, su miedo. La compasión nos permite asumir nuestra responsabilidad frente a la vulnerabilidad del otro y al mismo tiempo reconocer la necesidad que todo ser humano tiene de ser asistido, incluido uno mismo. Uno debe conocerse a sí mismo para saber hasta qué punto puede envolverse emocionalmente con el dolor del otro sin quemarse, sin dejarse llevar por la angustia y desesperanza del otro, más bien el que ayuda está ahí para comunicar fortaleza. La empatía es una cualidad de la compasión que nos ayuda a entrar en el mundo emocional del paciente, a sentir como éste se siente, pero el enfoque es el dolor del otro no el que uno tiene, que nos podría deprimir. Habría que aclarar de todas formas que el sentir compasión no justifica actos inmorales como la eutanasia; la compasión es sólo una virtud si se busca un buen fin como es el estar presente y apoyar al enfermo. También habría que purificar la compasión y la humildad del sentido peyorativo que cobran en ciertos ambientes, como si se tratara de una debilidad. La humildad más bien es una expresión de fortaleza, es una virtud por la que reconocemos nuestra vulnerabilidad, nos mostramos tal como somos y aceptamos la realidad del otro tal como se nos presenta, sin pretensiones ni relación de dominio. El humilde deja espacio al otro para que se manifieste. El humilde se asocia con la verdad de sí mismo y del otro y reconoce las gracias que recibe para enfrentarse a las dificultades.

Por otra parte, se puede mejorar la comunicación con el paciente ejercitando la caridad, de forma que todo lo que hagamos esté desprovisto de interés personal, lo hacemos por amor al que sufre: escuchar al paciente, no bloquearlo con preguntas aunque su relato sea desordenado, ayudar a identificar sus emociones ocultas haciéndole sentir que son legítimas y válidas, dar tiempo y espacio para las respuestas, estimular la sensación de participar en la toma de decisiones, respetar el silencio, interpretar cuando es necesario lo que quiere el paciente, asistirlo en lo concreto con una visión esclarecedora de la situación, analizar los detalles más importantes, detectar posibles alternativas para ayudar y apoyar al paciente en la opción que el elija. Una parte muy importante es el comunicar siempre respeto, hacerle sentir al paciente que sus sentimientos son valiosos, que queremos entenderle, que le aceptamos, que no importa el estado físico en que se encuentre para considerarle como persona, como alguien con dignidad.

Parte del acompañamiento tiene que ver con el proceso del duelo, que la familia ya vive al experimentar la separación de una persona que ya no es la misma, pues le ve deteriorada. La familia necesita desahogarse expresando sus angustias por el dolor de la posible separación. El que acompaña debe ser sensible al dolor que produce la separación en el paciente y la familia y hacerse presente para ayudar a sobrellevar el duelo, haya o no haya muerte anticipada.

Se ha de procurar decir la verdad de su condición al paciente, ya que éste tiene derecho a prepararse para la realidad que le toca vivir y resolver materias pendientes si es posible. El no decir la verdad provoca desconfianza, además de que se trata al enfermo como a un niño. Hay una cierta dificultad en comunicar malas noticias, por lo que se requiere mucho tacto de forma que el enfermo no piense que se le está abandonando; se ha de buscar el momento apropiado y tratarlo con la familia.

Los enfermos expresan cuán importante es para ellos sentirse acompañados, se trata de una necesidad espiritual.

- *"Después de haberme pasado toda la vida trabajando, he descubierto el valor de compartir y de la oración. He compartido durante la enfermedad, más que nunca con mi familia y con mis amigos. Al quedarme solo, pienso mucho y eso me hace daño".*

La compañía, el amor, la presencia solicita de los demás ayuda a sobrellevar la enfermedad y el sufrimiento. El enfermo necesita la compañía sobre todo de los más allegados, pero también la compañía del personal que le cuida produce el efecto de sentirse reconocido, querido y no abandonado. El apoyo de los que están cerca es fundamental para que la persona se sienta menos sobrecargada. Los disgustos debilitan aún más a un enfermo que ya se halla condicionado por la debilidad física. Las discusiones en la familia, el abandono o despreocupación, el no dejar hablar al enfermo pueden causar desánimo y frustración. En cambio, el apoyo hace al enfermo sacar fuerzas de flaqueza y lo ayuda a enfrentarse contra las actitudes pasivas con que la enfermedad tienta. Las diferencias en la familia hay que dejarlas a un lado para dedicarse a lo más importante que es el cuidado del enfermo. Al enfermo hay que dejarlo manifestar el dolor y la angustia que supone el sufrimiento por el que pasa. Cristo, en el momento de angustia en Getsemaní, también experimentó la necesidad de compañía, y les pidió a los discípulos que le acompañaran en la oración, pero estos no fueron capaces de compartir su sufrimiento.

- *"Aquí las enfermeras y auxiliares se involucran tanto que es como si fueran de la familia. Al principio tenía miedo a la terapia, pero tengo que decir que no he tenido ningún problema, no me ha afectado prácticamente, y las enfermeras te tratan tan bien, son tan amables, que resulta muy llevadera".*

El apoyo del personal de la salud es fundamental para que el paciente soporte mejor el tratamiento. Los que cuidan al enfermo se van a encontrar en ocasiones con que éste necesita comprensión, consuelo y ánimo, y han de saber estar presentes de forma significativa; hay que ser capaz de caminar con el enfermo en su experiencia de sufrimiento, saber estar a su lado. Se trata de aliviar el sufrimiento humano, estar presente con el que sufre, comunicando soporte emocional, aceptación, amor y fidelidad.

- *"Tengo un cáncer terrible, una leucemia mieloide aguda que avanza muy rápido. No se ha logrado detener con la quimioterapia. Pierdo plaquetas continuamente y necesito transfusiones para poder vivir. Muchas veces sangro. A veces me entra depresión por lo que puede pasar sobre todo por mi hijo pequeño. A pesar de mi enfermedad considero que la forma de vencerla es no dejarse decaer. Estoy estudiando enfermería y no he dejado de hacerlo. Mis compañeros se asustan cuando en medio de la clase me desmayo o comienzo a sangrar y tengo que ir al Hospital a emergencias. En la carrera uno apadrina a jóvenes que comienzan, yo apadrine a una joven. Mí apadrinada, agradecida de mí, en una ocasión vino a mi casa y me dijo si la quería acompañar al cerro de enfrente. Yo le dije que no tenía dinero y que solo sabía el camino del cerro, no en auto. Ella me dijo: ¡vamos! Yo le contesté: ¡Estás loca, son 6 kilo metros y de subida empinada! Ella me animó y subí detrás de ella muy cansado por lo difícil del camino. Al llegar al santuario entro en el templo y comenzó a rezar el rosario, yo la acompañé en el rezo. Al finalizar me dijo: 'sabes, he hecho todo esto por ti, si eres capaz de subir un cerro es que Dios te quiere aquí'".*

Qué importante es sentir que alguien se preocupa y está a tu lado, sobre todo cuando las fuerzas decaen. Somos capaces de mucho más de lo que imaginamos. Una palabra de amistad, una visita oportuna, un dar ánimo son una bendición especial que no se olvida y proporciona nuevas fuerzas.

- *"La paz y firmeza de mi esposo, que está con cáncer, nos reconforta a toda la familia. Siempre había sido muy silencioso. Por primera vez, desde la enfermedad, le he conocido como hombre orante, yo diría que hasta místico, y como hombre que ama. Por primera vez ha demostrado a sus hijos el cariño que les tiene".*

A menudo la enfermedad produce un cambio en la persona al tener que separarse de la esfera del trabajo y pasar a relacionarse más con la familia. Vivimos en una sociedad en que el trabajo puede ser extremadamente agobiante de manera que hace que las personas compartan muy poco en el núcleo familiar y que no se sea muy consciente de los problemas que esto produce para el buen desarrollo emocional de los hijos y para la estabilidad conyugal. Por ello, a veces, la enfermedad puede ser ocasión de sanación dentro de la esfera familiar.

- *"La enfermedad ha servido para unir a la familia. Por primera vez vamos a pasar la Navidad juntos, sólo porque yo lo he pedido. Ha servido para sanar viejas heridas. Mi madre, después de hablar conmigo, se ha ablandado y ha sido capaz de reconciliarse con mi cuñada con la que no se hablaba desde hacía muchos años; ni siquiera podía pisar la casa. Mi padre fue capaz de reconciliarse con mi hermana".*

El paciente puede convertirse en catalizador de la unión familiar. Este siente la necesidad de compartir su experiencia con los demás, lo que le hace sentirse útil y dar sentido a los sufrimientos por los que pasa. El sufrimiento llama al amor, es decir, genera solidaridad, entrega, generosidad en los que sufren y en los que se sienten llamados a acompañarlos y ayudarlos en sus penas.

- *"Yo tenía un buen trabajo, pero lo dejé en atención a mi esposa, para poder cuidarla en su enfermedad. Mi prioridad primera es que ella se pueda sanar y se sienta acompañada durante el tratamiento, y Dios proveerá".*

¡Cuántos casos de abnegación heroica se dan cuando se ama! En los momentos difíciles es cuando se prueba cuanto uno es capaz de darse por el otro. El cuidar a una persona día y noche requiere muchos sacrificios que fortifican el vínculo y hacen que el enfermo se sienta amado y con deseos de responder con amor.

- *"A veces no puedo evitar sino ver a mi marido como enfermo y lo rechazo, siento animadversión contra él. Pero otras veces lo veo como mi marido y yo actúo como esposa. Cuanto me gustaría no fallar y poder quedarme en esto último".*

Cuán importante es para el que acompaña el tratar al enfermo como persona. Hay que ayudarlo a que no se sienta disminuido, a que se sienta amado y respetado, a que en su condición es una persona valiosa, un Cristo del que podemos aprender lecciones de vida.

- *"Ha sido tan importante para mí sentir el apoyo de mis padres. Como han salido de sí mismos y han estado a mi lado para apoyarme en mis decisiones".*

El que acompaña puede ayudar también en el proceso de tomar decisiones tanto terapéuticas como éticas, como decidir que protocolo de tratamiento a seguir, el no continuar o no iniciar un tratamiento, el recibir analgésicos o el ser sometido a sedación para paliar el dolor.

VI. CONCLUSIÓN

El ser humano tiene una dimensión espiritual que es imprescindible considerar en el tratamiento integral dirigido a la persona enferma. El no ofrecer ayuda y apoyo en la resolución de los conflictos de tipo espiritual que la enfermedad desencadena es tan grave como abandonar sin tratamiento médico. Es claro que la enfermedad lleva a las personas a la pregunta sobre Dios y su relación con El, a la pregunta sobre sí mismos y sobre el sentido de su sufrimiento. Los enfermos pasan por un proceso espiritual usen o no el nombre de Dios. El atender a esta dimensión espiritual constituye un elemento sanador en conjunción con la terapia médica y el alivio de síntomas y así se respeta a la persona como un todo, no simplemente como un cuerpo al que hay que tratar. Es por tanto de gran provecho la asistencia de agentes pastorales que atienden la dimensión espiritual. Lo es también el que los profesionales de la salud se formen en este campo para ser capaces de entender los procesos espirituales y constituirse en un apoyo para los enfermos.

Es normal que el paciente se resista a aceptar el tener cáncer y que pase por momentos de rebeldía que conduzcan a la depresión, pero también es cierto que la experiencia de los enfermos nos dicta que la fe y vivir una espiritualidad sana ayuda a pasar por el proceso de una forma mucho más llevadera y a superar depresiones que son extremadamente debilitantes. Es importante, por tanto, el respetar y ayudar al paciente en su búsqueda de significado al sufrimiento que está viviendo.

El agnóstico o el que no se encuentra en una situación de fe generalmente resuelve su situación dejando su sufrimiento en el misterio y resignándose a su suerte. El que vive la fe, sin embargo, es interpelado por el sufrimiento en su relación con Dios, que muchas veces necesita de una purificación. El sufrimiento aceptado purifica la actitud de orgullo. La humildad y no el orgullo es la actitud correcta que hace crecer al ser humano como persona, ya que ésta hace al ser humano adecuarse a Dios. El sufrimiento actúa como catalizador que desvela la falsedad de vivir bajo el orgullo, y al ponerse el ser humano en la actitud correcta de humildad, éste experimenta que comienza a madurar. La experiencia de sufrimiento no necesariamente se queda en mera angustia, vemos que es causa de maduración en las personas que lo aceptan. Ello es porque el sufrimiento revela nuestra contingencia y al experimentarla se nos produce la angustia; al unirnos a Dios nos liberamos de la angustia y por ello vemos que muchos enfermos experimentan una gran paz.

Para participar en la redención se necesita fe y generosidad, porque se ofrece el sufrimiento por los demás por amor y esto solo puede ser entendido en la realidad de la comunión de los santos y por el efecto de salvación por el que Cristo ha transformado el sufrimiento en ocasión de gloria para el ser humano ("Nació ciego para que el poder de Dios pueda manifestarse en él" Juan 9, 3). Cristo une cada sufrimiento humano al suyo para darle valor de eternidad. Podríamos concluir entonces que el sufrimiento es un mal, pero Dios lo permite porque tiene una función esencial redentora en la vida del ser humano.

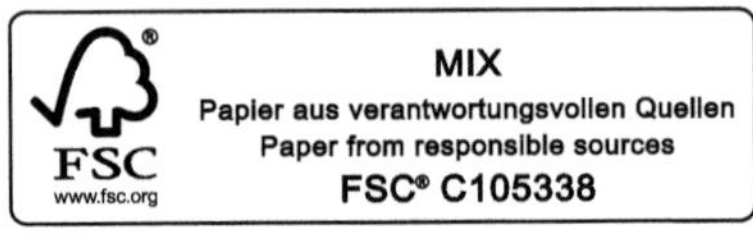

Printed by Books on Demand GmbH, Norderstedt / Germany